DE

LA PROTHÈSE PALATINE

PAR

G. FOURRIER

Docteur en médecine de la Faculté de Paris.

PARIS

OLLIER-HENRY, LIBRAIRIE MEDICALE

13, rue de l'École-de Médecine

1883

DE

LA PROTHÈSE PALATINE

PAR

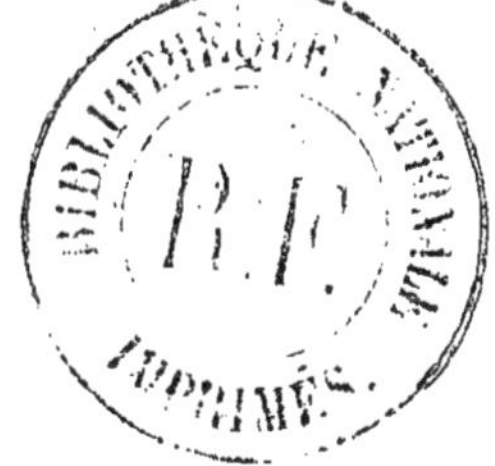

G. FOURRIER

Docteur en médecine de la Faculté de Paris.

***

PARIS

OLLIER-HENRY, LIBRAIRIE MÉDICALE

13, rue de l'École-de-Médecine

—

1883

AU DOCTEUR FOURRIER

MON PÈRE

Hommage respectueux.

Affectueuse et éternelle reconnaissance pour sa sollici-
tude de tous instants, son dévouement infatigable, la
direction sage et éclairée qu'il a toujours su imprimer à
mes études.

A MA FAMILLE

A mon Président de thèse

M. LE PROFESSEUR DUPLAY

Membre de l'Académie de médecine
Chirurgien de l'hôpital Lariboisière
Chevalier de la Légion d'honneur

DE LA PROTHÈSE PALATINE

SES INDICATIONS.
HISTORIQUE ET DESCRIPTION DES DIVERS OBTURATEURS.
APPRÉCIATION.

PREMIÈRE PARTIE

INDICATIONS DE LA PROTHÈSE PALATINE

CHAPITRE I.

EXPOSITION.

Les divisions du voile du palais et de la voûte palatine peuvent être rangées en deux grandes classes : les divisions *congénitales* et les divisions *acquises*.

Celles-ci ont des origines diverses : les unes sont dues à des causes morbides, comme la syphilis, certains accidents de la scrofule, tels que le lupus (C. Paul), les nécroses, etc..., la rougeole (Jobert de Lamballe) ; on en a même signalé de spontanées (Trélat) ; d'autres résultent de traumatismes ; enfin, il en est qui sont survenues à la suite d'opérations ayant pour but d'enlever des tumeurs cancéreuses ou autres et particulièrement de détruire des polypes naso-pharyngiens.

Les symptômes fonctionnels, auxquels donnent lieu les divisions soit congénitales, soit acquises de la voûte et du voile du palais, se rattachent à l'exercice de la suc-

cion, de la déglutition, de la mastication, de la phonation, de l'olfaction.

« La plupart de ces actes physiologiques, dit M. le
professeur Duplay (tome IV du traité de pathologie
externe, p. 834), sont plus ou moins sérieusement gênés.
La succion chez le nouveau-né est généralement impossible ; la déglutition s'accompagne du reflux des aliments
et des boissons par les fosses nasales ; la voix est nason-
née et présente une amplitude moindre, en même temps
qu'il y a impossibilité de prononcer certaines lettres ;
l'action de siffler ou de souffler est absolument impossible, ce qui interdit aux sujets l'exercice de certaines pro-
fessions ; enfin, l'olfaction doit subir de notables modifications et Chrétien a noté sa diminution. Ajoutons à
cela le passage constant des mucosités nasales dans la
cavité de la bouche et, probablement par suite d'un co-
ryza chronique dû aux conditions anormales des fosses
nasales, la fétidité fréquente de l'haleine. » M. Duplay
n'a pas rappelé dans ce paragraphe, combien le sens du
goût est peu développé chez les individus qui ont une division congénitale ou acquise du voile et de la voûte du
palais, mais, dans plusieurs articles de son ouvrage, il a
soin d'insister sur cette particularité.

Pour remédier à de si graves inconvénients, on a eu
recours, tantôt à des moyens chirurgicaux, tantôt à des
moyens simplement prothétiques.

CHAPITRE II.

DE L'INTERVENTION CHIRURGICALE.

« Chirurgicalement, avant Roux, disait Nélaton (1)
dans ses cliniques (août 1859, août 1860, 15 février 1861,
13 janvier 1863), on ne faisait pas grand chose ou plutôt
on ne faisait rien. A cette période en succéda une autre
qu'on peut appeler période opératoire, pendant laquelle
on chercha de diverses manières à remédier à cette infirmité et à fermer la fissure palatine. On inventa des procédés ; on modifia de diverses façons l'uranoplastie et la
staphylorrhaphie ; mais, ajoutait Nélaton, je dois le dire,
le résultat de ces opérations est loin d'être satisfaisant. »

Les auteurs du Compendium de chirurgie pratique
n'étaient pas sensiblement plus favorables que Nélaton
à la staphylorrhaphie : ils ne conseillaient guère l'opération que dans les cas où l'ouverture ne dépasse pas un
centimètre d'étendue, et ils avaient soin d'ajouter, qu'en
cas d'insuccès, on a toujours la ressource de l'obturateur.

Maisonneuve, dans ses cliniques de l'Hôtel-Dieu (23 décembre 1862, 15 juillet 1863), se prononce dans le même
sens. « Les opérations, dit-il, auxquelles on a donné le
nom séduisant de chirurgie réparatrice, par opposition à
la plupart de celles où le chirurgien enlève des portions
plus ou moins étendues de substance, ces opérations ré-

(1) Gazette des hôpitaux, année 1865, p. 11.

paratrices sont ordinairement très douloureuses, très
dangereuses bien que faites sans nécessité absolue. Le
malade est gêné, défiguré peut-être, mais à la vérité il
peut vivre avec son infirmité. En l'opérant, on lui fait
courir des chances de mort qui se sont réalisées malheureusement aussi souvent qu'après les opérations les plus
graves de la chirurgie, et dans les cas de succès, le résultat est habituellement sans aucun avantage. Voyez, par
exemple, la staphylorrhaphie : nous en avons opéré beaucoup ; nous y avons acquis même une certaine dextérité,
et par suite de beaux succès sont venus couronner nos
efforts, et cependant nous y avons renoncé. Dans la plupart des cas, le voile du palais ainsi restauré n'était plus
d'aucune utilité fonctionnelle et les malades parlaient
tout aussi mal qu'auparavant, »

La statistique de Fergusson, portant sur 150 opérés,
donne également raison à cette manière de voir.

Toutefois, il faut reconnaître qu'il y a un facteur dont
les chirurgiens précédents n'ont pas su tenir un compte
suffisant ; c'est-à-dire qu'avant de faire une opération
de staphylorrhaphie, il faut bien voir si le sujet est dans
des conditions qui permettent d'espérer le succès.
Rouge (1) insiste sur ce point, et voici quelles sont ses
conclusions : « le résultat fonctionnel de l'uranoplastie
est lié à l'état des fosses nasales. Quand celles-ci sont
larges, spacieuses, quand le nez est bien conformé, le
succès de l'opération se rapproche le plus possible de la
perfection. Si, au contraire, ces parties sont rétrécies, si
leurs cavités et leurs orifices manquent d'ampleur, si le

(1) Rouge (de Lausanne). Perforations du palais et palatoplastie.
Lausanne, 1867. — L'uranoplastie et les divisions congénitales du
palais. Paris, 1871.

vomer gêne par sa position vicieuse la libre circulation de l'air, alors il persistera une altération plus ou moins considérable du timbre de la voix. »

Mais, c'est princpalement à M. le professeur Trélat que revient le mérite d'avoir bien précisé les cas où l'opération a des chances de réussite, surtout au point de vue de la phonation, et ceux où tout espoir doit être absolument mis de côté. Voici ce que disait M. Trélat à la séance du 4 décembre 1867 de la Société de chirurgie : « les divisions du voile du palais s'accompagnent fréquemment de malformations ou d'insuffisance de la voute palatine ; ces malformations souvent inaperçues rendent le voile plus court, en déplaçant son attache antérieure, et en somme, l'étendue de cette insuffisance de la voûte est la cause fondamentale du succès ou de l'insuccès des opérations plastiques au point de vue des fonctions vocales. En d'autres termes, la staphylorraphie restitue la parole quand la voûte palatine est bien conformée, tandis qu'elle n'atteint pas ce résultat dans le cas contraire. »

A la séance de la Société de chirurgie du 18 février 1874, M. Trélat faisait entendre ces paroles, à propos d'une opération d'urano-staphylorraphie pratiquée par M. Verneuil : « J'ai déjà eu occasion de dire en plusieurs circonstances, que chaque fois que la voûte palatine est largement fendue, il n'y a pas lieu d'espérer la récupération de la parole. Dans le cas contraire, on est en droit de compter sur un résultat. Je suis de plus en plus convaincu de la vérité de cette distinction. »

A la séance de la Société de chirurgie du 30 mai 1877, M. Trélat présenta deux malades, opérés l'un depuis un an, l'autre depuis trois mois pour une division totale congénitale de la voûte et du voile du palais, jusqu'aux trous palatins antérieurs. « La voix était inintelligible avant l'opération, et les opérés lisent maintenant de manière à être compris par tout le monde. »

« En résumé, dit M. Trélat, dans la séance de la Société de chirurgie du 27 juin 1877, l'urano-staphylorrhaphie améliore l'aspect du visage, facilite la fonction de la déglutition, en même temps qu'elle rend aux opérés la jouissance de petites satisfactions de gourmandise qui leur étaient inconnues, enfin améliore la plupart du temps la fonction de phonation ; mais pour cette dernière condition, il faut se souvenir que si l'on a restitué aux opérés un instrument, il reste à leur apprendre à s'en servir. » M. Trélat ajoutait : « la restitution de la parole est entière chez ceux qui n'avaient qu'une division acquise et qui savaient parler avant l'opération. »

Dans cette même séance du 27 juin 1877, M. Tillaux fit les observations suivantes, qui prouvent qu'il est moins partisan que M. Trélat des opérations de staphylorrhaphie : « On doit distinguer, dit-il, au point de vue de l'utilité de l'intervention chirurgicale chez un adulte, les perforations congénitales et les perforations acquises. L'uranoplastie lui a donné dans ces derniers cas des résultats remarquables. Mais, pour une perforation congénitale chez un adulte, il hésiterait, après les succès et les revers qu'il a obtenus, entre l'opération et l'application d'un obturateur. Les résultats heureux ne le sont pas à tous les points de vue, et M. Tillaux cite ce fait, arrivé en Amérique, d'un opéré de staphylorrhaphie, qui était tellement gêné dans ses fonctions buccales par la restauration, qu'il fit refaire l'ouverture et appliquer un obturateur. »

On voit que, plusieurs fois, M. Tillaux insiste sur le

mot d'opération chez l'adulte. Chez l'enfant, en effet, il
y a beaucoup moins lieu d'hésiter. Selon M. Lannelongue,
qui a fait de cette question une étude spéciale, les résultats sont d'autant meilleurs, au point de la phonation,
que l'enfant n'a pas encore appris à parler.

CHAPITRE III

INDICATIONS PRÉCISES DES DEUX MODES DE TRAITEMENT.

De cet exposé, il résulte : que pour les *divisions acquises* du voile et de la voûte du palais, on pourra *presque
toujours* avoir recours aux *moyens chirurgicaux* avec
l'espoir bien fondé d'obtenir des résultats satisfaisants à
tous les points de vue. Toutefois, si le malade ne veut
pas entendre parler d'opération, ou si la *perte de substance* de la voûte palatine est tellement *considérable* que
la chirurgie réparatrice ne puisse donner lieu qu'à un
résultat incomplet, on devra sans hésiter avoir recours
à la *prothèse*.

Quant aux *divisions congénitales*, nous devons ici,
comme l'a fait M. Trélat, *distinguer* les cas où il y a des
malformations concomitantes de la voûte palatine ; toute
opération alors doit être proscrite : les *obturateurs sont
indiqués* d'une façon *absolue*. Pour les cas où toutes les
parties de la voûte palatine existent dans leur *parfaite
intégrité,* sauf la fissure, il y a lieu d'espérer le succès
par l'urano-staphylorrhaphie.

Disons toutefois que, même dans ces conditions, il est
des chirurgiens très judicieux, comme M. Tillaux, qui

hésitent à intervenir ; car l'opération la mieux réussie, chez un sujet présentant toutes les chances de succès, peut donner, au point de vue de la phonation, un résultat absolument nul. Les opérés en effet, comme le dit M. Trélat, doivent apprendre à parler après qu'ils sont chirurgicalement guéris ; or, il s'en faut de beaucoup que tous ces individus soient susceptibles de pareille éducation : il en est qui n'y font absolument aucune espèce de progrès, et qui parlent tout aussi mal trois mois après l'opération que dans les jours qui l'ont précédée ou qui l'ont suivie. N'y a-t-il pas lieu de soupçonner chez ces réfractaires à la parole un défaut de conformation du cerveau, coïncidant avec la fissure palatine ?

Ainsi, dans les *cas les plus graves de divisions congénitales* du voile et de la voûte du palais, il faut toujours avoir recours aux *obturateurs ;* dans les cas *les moins graves,* on a à *choisir* entre ces instruments prothétiques et l'urano-staphylorrhaphie, et nous dirons même qu'en pareille circonstance, on peut se trouver fort embarrassé, attendu qu'en pesant le pour et le contre, il n'y a pas de raisons bien déterminantes qui doivent faire préférer un de ces moyens à l'autre.

Lors donc que le médecin est consulté par une personne qui, ayant une division congénitale du voile et de la voûte du palais, se trouve dans les conditions les plus favorables à l'opération, c'est-à-dire « qu'elle a la voûte palatine bien conformée, la division pas très large, bornée ou peu s'en faut à la portion membraneuse, avec des muscles du voile du palais fonctionnant bien (Duplay) », il doit lui faire envisager que le résultat final, au point de vue de la *phonation,* est *toujours incertain,* mais que sous le rapport du sens du *goût,* il y aura assurément une *amélioration* notable, ce qui, à un certain âge de la vie, n'est pas indifférent : or, avec l'obturateur, il doit toujours y avoir une lacune considérable de ce côté. Le client *répugne-t-il* à l'opération ? le cas est bien simple : il faut immédiatement avoir recours à la *prothèse palatine.* Tient-il au contraire à l'*intégrité de sa personne,* soit au point de vue plastique, comme M. Tillaux en citait un exemple à la Société de chirurgie, soit au point de vue des diverses fonctions de la bouche ? il y a lieu de *pratiquer l'urano-staphylorrhaphie.*

DEUXIÈME PARTIE

HISTORIQUE ET DESCRIPTION DES DIVERS OBTURATEURS.

CHAPITRE Ier

DÉFINITION ET CLASSEMENT DES OBTURATEURS

« Les obturateurs, disent MM. Littré et Robin, sont de petits instruments ou des appareils destinés à boucher les trous ou à remédier autant que possible aux pertes de substance qui surviennent quelquefois aux parois d'une cavité ou à une cloison qui sépare deux cavités. C'est particulièrement dans les cas de perforation ou de perte de substance de la voûte palatine, que l'on a recours aux obturateurs. »

— 15 —

« On peut, dit M. Duplay (1), ranger les obturateurs
en deux groupes : 1° ceux que les malades peuvent se
fabriquer eux-mêmes; 2° ceux qui, plus compliqués,
ne peuvent être faits que par les industriels, sur les indications du chirurgien. »

« Les premiers sont toujours fort simples ; l'éponge,
la mie de pain, le papier mâché, la cire, le liège, le bois
ou le caoutchouc sont les substances les plus employées
par les malades ; travaillées et façonnées de manière à
s'adapter correctement à la perforation, elles ont pu
rendre de réels services, et ces sortes d'obturateurs ont
été parfois préférés par les patients aux obturateurs
métalliques plus perfectionnés; mais ils ont le double
inconvénient de ne pouvoir être supportés qu'après cicatrisation complète des bords de l'ouverture, et de n'être
applicables qu'aux perforations étroites, traumatiques
ou diathésiques. »

Les obturateurs proprement dits, connus aussi depuis
longtemps, ont été divisés par Sédillot en obturateurs à
ailes, à *verrous*, à *chapeau* et à *plaque*. Les progrès de
la prothèse nous permettent d'y ajouter une cinquième
classe : les *obturateurs à succion ou à adaptation*.

M. Duplay donne la description suivante des quatre
premières classes d'obturateurs :

« 1° Les obturateurs à *ailes*, imaginés par Fauchard et
perfectionnés par Charrière, se composent d'une plaque
palatine concave, plus large que la perforation, et munie
à sa face supérieure d'une tige à la base de laquelle s'ar-
ticulent deux ailes mobiles, qui peuvent être à volonté
relevées ou abaissées au moyen d'une vis de rappel ;

(1) Duplay. Pathologie externe, t. IV, p. 835.

l'appareil est introduit les ailes dressées : puis, quand il est en place, les ailes sont rabattues de façon à saisir le palais entre elles et la plaque. »

« On peut rapprocher des obturateurs à ailes les obturateur en caoutchouc vulcanisé, connus sous le nom d'obturateurs de Gariel. Ils ont la forme d'un double bouton de chemise et se composent d'une plaque supérieure ou nasale, qui déborde l'orifice qu'elle doit recouvrir, et qui se relie à une plaque inférieure ou palatine plus large par une tige en caoutchouc de dimensions égales à celles du trajet fistuleux. » C'est sur les inspirations d'H. Larrey que ces derniers appareils furent construits la première fois.

« 2° Les obturateurs à *verrous* sont formés d'une plaque semblable à la plaque des obturateurs à ailes, mais portant sur sa face supérieure deux verrous qui glissent en avant et en arrière au-dessus de la perforation. »

« 3° Les obturateurs à *chapeau* ont une plaque palatine surmontée d'un cylindre creux dont les dimensions sont exactement celles de la perforation dans laquelle il s'engage : la plaque est maintenue par des fils métalliques. »

« 4° Les obturateurs à *plaque* sont constitués par une plaque palatine, soutenue au-dessous de la perforation par des tiges métalliques qui prennent un point d'appui sur les dents. Ils ont l'avantage de supprimer, dans le trajet de la perforation, la présence d'un corps étranger qui contribue à la dilater et à l'accroître ; mais ils ont l'inconvénient, comme les précédents, d'ébranler les dents. »

« Dans quelques circonstances exceptionnelles, disent

MM. Gaujot et Spillman (1), il peut être utile pour pré-
venir l'accumulation des mucosités de bomber légèrement le centre de la plaque ; quelquefois même, il faut
combler complètement la perforation par une élévation
en forme de tambour. » Il est rare, comme le fait observer Harris, qu'un tel obturateur devienne nécessaire, si
ce n'est dans les cas où l'ouverture de la voûte s'étend
jusqu'au voile du palais. Alors, en effet, le jeu des muscles du voile élèverait celui-ci au-dessus d'une simple
plaque, de telle sorte que les liquides pourraient passer
dans les fosses nasales pendant l'acte de la déglutition.

5° Les appareils à *succion*, dont un beau type est l'appareil de Stevens communiqué à l'Académie des sciences
le 17 mars 1845, se maintiennent en place, comme une
grande partie des dentiers actuels, par simple contact ;
mais pour cela faire, il faut qu'ils soient moulés avec
l'exactitude la plus rigoureuse sur toutes les saillies et
anfractuosités, où ils prennent des points d'appui et
qu'ils s'y adaptent d'une façon parfaite. Ces appareils
sont généralement en vulcanite.

Depuis les travaux de Levinelle, Cleavelant, Flagg et
quelques autres, on ajoute parfois sur certains points de
l'appareil de petites soupapes, faisant l'office de ven-
touses, ce qui maintient mieux l'obturateur en place.

Avant de passer à l'historique proprement dit des
obturateurs, nous devons dire avec le professeur Duplay,
« que s'ils rendent chaque jour de réels services, on
doit reconnaître aussi qu'ils laissent beaucoup à désirer :
les uns dilatent et agrandissent la perforation ; les autres

(1) Gaujot et Spillmann. Arsenal de chirurgie contemporaine. Paris, 1872, t. II, p. 29.

Fourrier.   2

ébranlent les dents qui servent à les fixer, d'autres
tiennent mal en place, ulcèrent les bords de l'ouverture
et ne peuvent plus être supportés ; et sous ce rapport, il
est bon de savoir que certains malades présentent une
sensibilité tellement exagérée qu'il faut de toute nécessité renoncer chez eux à tout moyen de prothèse. Enfin,
il est arrivé plusieurs fois que l'appareil, mal soutenu,
est tombé dans le larynx ou l'œsophage et a occasionné
des accidents graves. Chrétien (1) a rapporté, dans sa
thèse, un certain nombre de faits de ce genre, empruntés
à la pratique de divers chirurgiens. » Il faut convenir
toutefois, que si certains appareils, foncièrement défectueux, ont mérité des reproches très motivés, vouloir
étendre ces reproches à tous les appareils, même les
plus perfectionnés, serait une injustice flagrante, et l'on
peut même affirmer qu'un juge impartial, placé en face
des résultats que donne aujourd'hui la prothèse palatine,
hésitera bien certainement à employer tout autre mode
de traitemeut, dans les cas de perforation et de division
de la voûte et du voile du palais.

Les obturateurs rangés, comme nous venons de le dire,
en cinq classes, d'après leur système de construction,
peuvent être rapportés à trois *catégories*, selon l'office
qu'ils ont à remplir.

Les uns ont simplement pour but de produire l'occlusion des perforations osseuses du palais, et c'étaient les
seuls connus avant le XIXe siècle.

Les autres sont destinés à remédier aux divisions du
voile du palais, que celles-ci soient simples ou compliquées de fissure osseuse.

(1) Chrétien. Des fissures congénitales de la voûte palatine et de
leur traitement. Thèse de Paris, 1873.

Enfin, il en est qui ont à combler de grandes pertes de substance de la voûte buccale, produites par des causes traumatiques, diathésiques ou chirurgicales.

Nous consacrerons un *chapitre* à chacune de ces catégories.

CHAPITRE II.

OBTURATEURS DESTINÉS A REMÉDIER AUX PERFORATIONS OSSEUSES DU PALAIS.

Les appareils prothétiques destinés à remédier à ces perforations sont signalés, pour la première fois, en termes précis par Ambroise Paré. (Œuvres complètes.— Edition Malgaigne. — Paris, 1840, tome II, p. 608.)

Ce chirurgien émiment décrit deux formes d'obturateurs.

Appareils d'Ambroise Paré. — a. 1ᵉʳ *appareil.* — C'est une plaque palatine en métal un peu plus large que la perforation, supportant au-dessus de celle-ci une éponge maintenue par deux petites tiges flexibles. Ces tiges partent toutes deux du centre de la plaque, traversent le trou à combler et viennent en divergeant embrasser l'éponge qu'elles fixent dans la fosse nasale au-dessus de la voûte palatine. On comprend alors que l'éponge, augmentant de volume sous l'action de l'humidité, puisse maintenir tout l'appareil assez bien en place. Mais Paré lui-même dut renoncer à un tel obturateur, car au bout de peu de temps, la présence de ce corps étranger dans

les fosses nasales devient insupportable et communique
à l'haleine une odeur des plus fétides.

b. *2ᵉ appareil.* — Il est composé essentiellement de
deux plaques parallèles, l'une un peu plus grande que le
trou à combler, recouvre la face buccale de la voûte palatine, l'autre ovalaire est destinée à reposer sur la face
nasale de la voûte; elle a une longueur telle qu'elle puisse
traverser la perforation suivant son plus grand diamètre
pendant le temps d'introduction. Un pivot, mobile seulement sur la plaque palatine, réunit les deux plaques
par leur centre et au moyen d'un petit bec de corbin qui
s'applique sur ce pivot à la face buccale, ou fait tourner
sur elle-même la plaque nasale d'un angle droit de façon
a ce qu'elle prenne une position rigoureusement perpen-
diculaire à celle qu'elle avait pour l'introduction. Il en
résulte que son plus grand axe correspond au plus petit
diamètre de la perforation et que l'appareil est dès lors
fixé, car les bords de la perforation sont ainsi compris
entre deux plaques, ayant l'une et l'autre un diamètre
plus grand que celui du trou à combler. Malgré cela,
comme ces plaques parallèles restent toujours à une
distance constante l'une de l'autre, elles ne peuvent
arriver à serrer suffisamment entre elles les parties
qu'elles comprennent, aussi l'appareil manque-t-il de
stabilité; de plus, il ne convient qu'aux perforations
affectant une forme longitudinale ou ovalaire très pro-
noncée.

Ces deux obturateurs, quoique bien primitifs, semblent
cependant, le dernier surtout, avoir inspiré à Fauchard
l'invention des obturateurs à ailes, qu'il décrivit en 1728

et qui constituèrent un grand perfectionnement dans l'art prothétique.

Il imagina cinq modèles, dont un surtout est remarquable en ce que déjà il supporte un dentier artificiel.

Les obturateurs à ailes sont encore quelquefois utilisés de nos jours, ils présentent toutefois de si graves inconvénients, qu'autant que possible on doit les laisser de côté. Celui de ces obturateurs qu'on employait de préférence est le modèle de Charrière, signalé par Vidal de Cassis dans son traité de pathologie externe, 2ᵉ édition, et dont MM. Gaujot et Spillmann donnent l'excellente description suivante :

Appareil de Fauchard modifié par Charrière. — « Cet obturateur se compose d'une plaque palatine au centre de laquelle est un pivot semblable à celui d'une montre ; cette plaque palatine est surmontée d'une saillie quadrilatère formée de quatre petits panneaux ; les deux panneaux latéraux sont mobiles et articulés à charnière, Au centre de cette saillie, se trouve une vis mue par le pivot avec lequel elle se continue ; cette vis fait ouvrir ou fermer à volonté les deux ailes à charnière.

L'appareil est introduit fermé dans la perforation ; c'est seulement lorsqu'il est en place que l'on fait jouer le pivot et la vis ; lorsque les ailes sont abaissées, la voûte palatine est comprise entre les ailes qui sont dans le nez et la plaque qui est au dehors, de telle sorte que l'appareil jouit d'une stabilité parfaite.

Pour l'enlever, il n'y a qu'à relever les ailes en faisant jouer la vis de rappel. Celle-ci est mue par une clef spéciale, qu'il suffit au malade d'appliquer sur le pivot, pour la faire tourner, toutes les fois qu'il veut ôter ou replacer l'obturateur. »

L'appareil de Fauchard que Charrière avait si heureument modifié, fut transformé entièrement par Gariel, qui le réduisit à un état d'extrême simplicité.

Appareil d'H. Larrey construit par Gariel. — Ce fut, comme nous l'avons déjà dit, sur les inspirations d'Hippolyte Larrey, qu'en 1855 Gariel construisit cet obturateur en caoutchouc vulcanisé, ayant la forme d'un double bouton de chemise et qui se compose de trois parties.

L'une supérieure est une plaque nasale qui déborde un peu l'orifice qu'elle doit recouvrir ; l'autre inférieure ou palatine plus large encore que la précédente, s'applique sur la face buccale de la voûte : enfin, la troisième est un petit cylindre d'un diamètre rigoureusement égal à celui de la perforation, traversant cette dernière et reliant les deux plaques entre elles. Pour l'introduction, on déprime la face nasale au moyeu de la pression digitale et on lui laisse reprendre son horizontalité dès que l'instrument est en place.

C'est là, un appareil bien simple, très léger, facile à appliquer et même à confectionner. Aussi a-t-il encore aujourd'hui son indication dans certains cas de perforations purement osseuses. S'il n'est pas de très longue durée, en raison de la substance dont il est composé, son prix de revient est suffisamment bas pour qu'un tel inconvénient ne soit pas un obstacle à son emploi. Ce dernier motif, en le mettant à la portée de toutes les bourses, ajoute encore à son mérite.

Pendant que ces appareils à ailes passaient par ces

phases successives de transformation, on vit surgir un nouvel obturateur, l'*obturateur à chapeau*, dont Sédillot semble avoir la paternité, au moins pour la dénomination de l'appareil.

Obturateur à chapeau (Sédillot). — Ce n'était à proprement parler, qu'un cylindre creux présentant exactement les dimensions de l'orifice : à la partie inférieure de ce cylindre était fixé un bord métallique et plat assez semblable au bord des chapeaux d'homme : ce bord s'appliquait sur la voûte palatine. Le plus souvent, l'appareil était maintenu en place au moyen de fils métalliques s'enroulant autour des dents. Parfois, on lui donnait une grande solidité, en sacrifiant deux dents incisives supérieures, dans les racines desquelles on implantait deux pivots fixés à l'obturateur.

Si les instruments de cette sorte n'avaient pas l'inconvénient d'agrandir la perforation, ils avaient au moins celui de l'empêcher de se rétrécir. On chercha donc un moyen qui laissât à l'ouverture palatine la faculté de marcher vers sa régression naturelle.

Appareils de Bourdet et de Delabarre (à plaque). — « Ce fut Bourdet (1) le premier, qui imagina de ne plus mettre aucun corps étranger dans l'intérieur de la perforation, mais de fermer le passage entre la bouche et les fosses nasales au moyen d'une simple plaque attachée aux dents voisines par des fils métalliques. Ces fils n'assuraient pas une immobilité complète et de plus ils déchaussaient et coupaient les dents.

(1) Gaujot et Spillmann, Ars. de chir., t. II.

« Delabarre perfectionna l'idée de Bourdet en fixant les plaques aux dents voisines par des crochets. »

« Depuis lors, on a adopté en règle générale, les appareils de Bourdet , appareils éminemment rationnels, puisque, laissant toute latitude à la guérison spontanée, ils ne sauraient en rien augmenter l'étendue de la perforation. Bien entendu, leur forme et leurs dimensions doivent varier en raison de la configuration et de l'étendue de la perforation. Nous ferons remarquer que ces obturateurs à plaque lisse peuvent être utilisés comme moyen de prothèse palatine provisoire en attendant la guérison d'une perforation accidentelle ou la cicatrisation d'une plaie. »

« Il faut observer dans l'application de ces appareils, que ceux-ci doivent être disposés de manière à ne pas presser sur la gencive. Car celle-ci s'irriterait, le périoste s'enflammerait et la chute plus ou moins tardive des dents deviendrait inévitable. Il faut observer aussi, que les crochets ne doivent pas presser les dents assez fortement pour entraîner leur déviation. Lorsque la perte d'une ou plusieurs dents complique la perforation palatine, on peut combiner l'appareil de telle sorte qu'il soit tout à la fois un obturateur et un dentier artificiel. »

Si l'invention des obturateurs à plaque eut pour résultat d'apporter une grande amélioration dans le traitement prothétique des perforations osseuses du palais, elle eut bientôt une conséquence encore plus importante : ce fut d'ouvrir la voie à la création d'appareils, propres à remédier aux divisions congénitales de la voûte et du voile du palais. Tous ceux en effet qu'on a imaginés depuis un demi-siècle pour remédier à ces fâcheuses infirmités, sont des appareils à plaque, comme nous allons le voir dans le chapitre suivant : on peut donc dire que Bourdet et Delabarre tiennent un rang hors ligne parmi les hommes qui ont le plus contribué aux progrès de la prothèse palatine.

CHAPITRE III.

OBTURATEURS DESTINÉS A REMÉDIER AUX DIVISIONS DU VOILE DU PALAIS, SIMPLES OU COMPLIQUÉES DE FISSURE OSSEUSE.

Jusqu'au xixme siècle, on ne s'était pas occupé de remédier aux inconvénients qui résultent des divisions de la voûte et du voile du palais. Ni la chirurgie réparatrice ni la prothèse n'avaient pour ainsi dire rien tenté. Pour s'en convaincre, on n'a qu'à lire les lignes suivantes empruntées au deuxième volume de l'ouvrage de pathologie externe de Nélaton paru en 1847. (Tome II, page 764).

Après avoir décrit les graves inconvénients résultant des divisions de la voûte et du voile au palais, il ajoute : « en présence de dérangements aussi graves, on est étonné de voir que les chirurgiens aient été si longtemps sans chercher à remédier d'une façon définitive à ce vice de conformation. Tout au plus en effet, employait-on comme un palliatif, des obturateurs dont l'application à cette région était si difficile, que le plus souvent on renonçait à ce moyen et qu'on abandonnait les malades à leur infirmité. »

Si on abandonnait les malades à leur infirmité, sans y

remédier même par un obturateur, il y avait pour cela une bonne raison, c'est que les appareils prothétiques étaient si imparfaits, qu'en vérité ils avaient beaucoup plus d'inconvénients que d'avantages. Cependant dès le commencement de ce siècle, quelques tentatives eurent lieu dans ce sens. Ainsi Nasmyth, chirurgien de la reine d'Angleterre, construisit un voile du palais artificiel qui peut être considéré comme un des premiers appareils de ce genre.

Appareil de Nasmyth. — Cet obturateur, tout en or, se composait de deux parties : l'une rigide était une plaque palatine recouvrant la voûte osseuse ; l'autre flexible correspondant au voile, était formée de lamelles d'or imbriquées l'une sur l'autre comme les écailles d'un poisson.

Un tel appareil, quoique très ingénieux, passa cependant inaperçu, parce que les résultats qu'il fournit restèrent incomplets.

En effet, la pièce mobile étant manifestement trop lourde, il en résultait qu'une fois abaissée par la contraction des parties restantes du voile, il lui était impossible de se relever sous l'action de la colonne d'air, s'échappant de la glotte pour produire la phonation.

L'éveil n'ayant donc pas été donné aux inventeurs, on comprend que pendant un certain nombre d'années, rien ne se soit produit. Et il faut arriver jusqu'à l'année 1842 pour trouver enfin l'homme, qui posa les jalons de cette partie de l'art prothétique si perfectionnée aujourd'hui.

Nous voulons parler de Schange qui, à cette époque,

décrivit deux voiles du palais artificiels de son invention (1).

Appareils de Schange. — a. 1ᵉʳ *Appareil.* — Il fut construit pour une dame atteinte de division congénitale du voile du palais. Après une opération de staphylorrhaphie, il persistait chez cette malade une fissure postérieure laissant les boissons passer dans les fosses nasales et portant à la netteté de la parole un très grave préjudice. A cette occasion, Schange imagina un obturateur composé de deux plaques : l'une immuable, recouvrant une partie de la voûte palatine sur laquelle elle était fixée par des crochets reposant sur les dents, l'autre mobile lui faisant suite et se prolongeant en arrière en forme de voile était rattachée à la première par un ressort très doux placé à la face buccale de l'appareil. La plaque postérieure se mouvait pour ainsi dire à charnière sur l'antérieure, et elle pouvait suivre tous les mouvements d'abaissement du voile du palais, en restant sans cesse appliquée contre lui, grâce à la résistance du ressort.

b. 2ᵐᵉ *appareil.* — Identique au précédent, avec cette différence que le ressort était situé à la face supérieure ou nasale, cet appareil avait pour but de remédier à un cas où, la luette étant divisée, le voile était criblé de perforations. Par suite de cette position du ressort, les aliments repoussaient en arrière et en haut la luette métallique, lorsqu'ils franchissaient l'isthme du gosier et aussitôt après, la pièce artificielle, cédant à l'élasticité du ressort, revenait en place.

(1) Schange. Précis sur le redressement des dents. Paris, 1842.

Ces appareils, bien que ne rémédiant guère qu'à la déglutition, avaient déjà singulièrement attiré l'attention du monde chirurgical. Ce fut bien autre chose lorsqu'en 1845, un médecin américain, nommé C. W. Stearn, vint se présenter devant l'Académie de médecine de Paris, porteur d'un appareil de son invention, rémédiant non seulement à la déglutition, mais surtout à la phonation.

Ce médecin affecté d'une division congénitale du voile palais et d'une partie de la voûte avait originairement un langage inintelligible, mais lorsque son appareil était en place, il parlait au dire de Vidal de Cassis, « absolument, comme si le voile et le palais eussent été complets». — Dans son admiration, Vidal alla même plus loin, il émit l'opinion, qu'une telle invention « pourrait rendre inutile la plupart des réparations organiques».

Appareil de Stearn. — Cet appareil se compose d'une plaque palatine en or fixée à plusieurs dents au moyen de crochets, puis d'un voile mobile en caoutchouc rattaché à la plaque par un ressort. Le caoutchouc est choisi de façon à n'être altérable ni par les matières grasses ni par les acides, et il peut même supporter un degré de température assez élevé. Il est en outre taillé pour former un voile composé de trois parties ; celle du milieu constitue le corps et a des dimensions correspondant à la perte de substance ; les deux latérales ou ailes sont si bien creusées en gouttière dans toute leur étendue qu'elles viennent en embrassant les deux lèvres de la fissure se mouler sur les piliers du voile divisé. Il en résulte que pendant la phonation et la déglutition , ces diverses parties subissent l'action musculaire et accompagnent les piliers dans tous leurs mouvements. C'est ainsi que la parole a pu, dans le cas de M. Stearn, être rétablie au point de tant émerveiller Vidal de Cassis.

Un tel appareil doit évidemment être modifié suivant l'étendue et les particularités de la lésion. C'est là-dessus qu'insiste M. Stearn lui-même dans une brochure qu'il publia postérieurement et intitulée : *Palatine fissure : its remedy by artificial means*, 1860.

On est en droit de reprocher à ce mécanisme d'être trop compliqué et, en raison de sa grande délicatesse, d'être trop sujet à se déranger, ce qui le rend peu pratique. Aussi ne put-il beaucoup se généraliser, mais il suscita des idées nouvelles à d'autres constructeurs, qui peu à peu parvinrent à imaginer des appareils plus perfectionnés et en même temps plus pratiques.

Appareil de Hullihen.— Vers 1846, le docteur Hullihen fit connaître un appareil ayant pour but, dans le cas de fissure complète de remédier surtout à la déglutition. Il est unique dans son genre, tant par son mode de fonctionnement, que par les résultats qu'il fournit.

En effet, l'inventeur ne cherche pas à combler la perte de substance du voile du palais, mais ce qu'il veut avant tout et ce qu'il obtient, c'est d'obturer complètement l'ouverture postérieure des fosses nasales pendant le temps de la déglutition.

Cet appareil est composé de quatre pièces :

1o Une plaque palatine fermant la fissure de la voûte palatine et s'attachant par des crochets aux dents saines.

2° Une double valvule de platine aussi mince que possible.

3° Un ressort en spirale de 2 à 4 centimètres reliant la double valvule à la plaque palatine.

4° Une tige métallique mobile, de l'épaisseur d'un ressort de montre ordinaire, fixée à la plaque palatine par deux agrafes et communiquant en arrière avec le ressort en spirale, tandis qu'en avant, elle supporte un bouton destiné à la mouvoir.

Lorsqu'il est en place, on pousse la tige mobile à l'aide du bouton, ce qui communique au ressort en spirale une tension suffisante pour faire appliquer rigoureusement la double ventouse contre l'ouverture postérieure des fosses nasales. C'est grâce à cette obturation que l'on arrive à empêcher le reflux des aliments par les fosses nasales, mais il va sans dire que la phonation n'est nullement modifiée. Le malade peut à son gré rétablir l'acte respiratoire par les narines, lorsqu'il ne mange pas, en ramenant le bouton en avant ; la ventouse s'abaisse et comme elle est très légère et qu'en même temps le ressort qui la maintient est très flexible, il en résulte qu'elle suit facilement les mouvements d'inspiration et d'expiration.

Cet appareil doit être réservé pour les cas où l'écartement des lèvres de la division est par trop considérable et où par conséquent les efforts tentés pour le rétablissement de la phonation seraient inutiles. En outre, il est certains sujets qui n'arrivent jamais à pouvoir tolérer un semblable obturateur, c'est ce que fait observer Harris lui-même, qui cependant affirme l'avoir vu employer souvent avec succès.

Appareil d'Otto et Bühler. — Dans l'Abeille médicale de 1847, page 162, nous voyons que M. Stromeyer, professeur à Fribourg, adresse à l'Académie des Sciences

une communication relative à un nouvel obturateur pour
les ouvertures du Voile du palais, inventé par feu le
Dr Otto (de Bâle) et M. Bühler, dentiste à Rome,

L'appareil de MM. Otto et Bühler consiste en deux
plaques, dont l'une est fixée à quelques dents et l'autre,
mobile, est mue par une charnière à la plaque, fixée et
soutenue par une vis dont l'action sert à la tenir toujours
en opposition avec le voile du palais, et à céder facilement aux mouvements du palais et de la langue.

D'après MM. Gaujot et Spillmann, la plaque mobile
en or, un peu plus grande que l'ouverture à combler,
serait reliée à la première (palatine) également en or par
un ressort d'acier, et ces auteurs ajoutent qu'un tel appareil ne leur semble pas pouvoir être appliqué dans un
cas de division complète du voile du palais, tandis qu'à
leurs yeux, il paraît remplir parfaitement le but pour
les cas de perforation accidentelle.

Quant aux inventeurs, ils pensent qu'à l'aide de cet
instrument, on pourrait donner plus d'étendue aux opérations de staphylorrhaphie en l'employant aussi dans les
cas qui ne permettent pas une complète réussite de l'opération, comme par exemple dans ceux où le palais est fendu
en même temps que le voile.

Appareil de Blandy. — En 1852, le Dr Blandy présenta
un appareil de son invention, qui a quelque analogie
avec celui de Hullihen, mais dont les résultats sont plus
satisfaisants, attendu qu'ici la phonation elle-même est
sensiblement améliorée.

Il est composé:

1° D'une plaque palatine en or fixée, comme celle de

l'appareil de Hullihen, aux dents voisines par des crochets.

2° D'une autre plaque palatine plus petite, soudée à la
partie postérieure de la première et de deux à trois centimètres environ de longueur.

3° D'une double valvule fixée à la partie inférieure de
la plaque, de telle sorte que la contraction des restes du
voile du palais pousse l'une vers l'autre chacune de ces
deux pièces.

4° De deux ressorts spiraux placés à la surface supérieure de la plaque palatine et provoquant l'écartement
des deux valvules, lorsque la contraction musculaire qui
les avait rapprochées a cessé.

Ces deux valvules sont creuses, ont la forme de cônes
dont les bases sont dirigées en arrière, et sont aplaties
dans la portion de leur surface qui doit glisser sur la plaque palatine.

Harris fait grand cas de cet instrument.

Appareils de Préterre. — La Gazette des hôpitaux de
l'année 1859 (page 120) rapporte la communication suivante de M. Préterre à l'Académie des sciences :

«Un malade porteur d'une division congénitale de la
voûte et du voile du palais, entra le 6 janvier 1859 à l'hôpital Cochin. M. Gosselin, le 12 janvier, réussit après
avivement préalable, à réunir au moyen de cinq points
de suture métallique toute la partie postérieure de la division. Il ne subsistait plus qu'une perforation médiocre
d'environ 1 centimètre et demi de longueur sur 8 à 9 millimètres de large. »

A cette occasion, M. Préterre construisit l'appareil

suivant, au moyen d'une substance provenant des Etats-Unis.

C'est une plaque exactement moulée, d'après les procédés nouveaux, sur la voûte palatine, armée de deux lames latérales en or : elle porte à son bord antérieur un léger appendice de forme ovale, faisant saillie et emboîtant la scissure par ses bords.

Cet appareil fut très facilement supporté par le malade qui, au bout de très peu de temps, parla beaucoup mieux.

Cet invention de M. Préterre ne fut pour ainsi dire que son coup d'essai ; car depuis, il a imaginé de nombreux modèles de voiles du palais artificiels que l'on peut classer en *deux groupes* principaux, disent MM. Gaujot et Spillmann:

« Dans un *premier* groupe se rangent des appareils qui ne sont que des perfectionnements du système de Stearn. Ces appareils, composés de plusieurs pièces et exigeant l'emploi de ressorts métalliques, sont bien inférieurs à ceux du deuxième groupe.

Ici, l'instrument est composé d'une seule pièce de caoutchouc, molle en certaines parties, dure en certaines autres et présentant divers degrés d'épaisseur ; si un ressort devient nécessaire, il est aussi de caoutchouc et fait corps avec l'appareil ».

« L'idée de voiles du palais artificiels de caoutchouc durci dans la portion correspondante à la voûte palatine, ramolli dans la partie qui représente le voile, a été attribuée à Kingsley de (New-York) ; il y a là une question de priorité que nous ne voulons pas préjuger. »

« Cependant, nous croyons que Préterre, le premier, a posé le principe de prendre le point d'appui non plus sur les dents, mais sur les parois de la division. Ce fait est d'une importance capitale, puisqu'il permet la pose de l'appareil quel que soit l'état des dents».

Voici, à peu près un *type* de ce genre d'appareils :

1° Un voile artificiel en caoutchouc mou comblant la solution de continuité.

2° Une saillie creuse surmontant cette partie et dans laquelle pénètrent les portions restantes du voile du palais et de la voûte palatine, de manière à ne former qu'un seul tout avec la pièce artificielle.

3° Une autre saillie de caoutchouc dur, à concavité antérieure et contribuant à maintenir l'appareil en arrière en s'arc-boutant sur le bord postérieur de la voûte palatine.

4° Un prolongement antérieur de l'appareil suit la voûte palatine, pour venir en avant se terminer par un ressort en forme de crochet qui se fixe sur la partie antérieure du maxillaire supérieur en embrassant son bord de bas en haut, comme dans une gouttière.

5° Enfin, presque toujours, une dent artificielle ajoutée à côté du ressort tout à fait au-devant de l'appareil, contribue, par le point d'appui que la concavité de sa base prend sur la gencive, à augmenter la solidité d'application de toute la pièce à ce niveau.

Tout est en caoutchouc, sauf le ressort formant crochet. A côté de ce type, vient un modèle *plus perfectionné*, constituant un appareil plus souple et plus élastique, tout en restant aussi simple et aussi solide.

Ce n'est autre que le précédent, à la face supérieure duquel M. Préterre a tout simplement ajouté un ressort de caoutchouc faisant corps avec le voile artificiel, auquel il est soudé.

MM. Gaujot et Spillman font observer que ces appareils, malgré tout leur mérite, n'ont pas toujours une souplesse suffisante pour pouvoir suivre facilement tous les mouvements du voile du palais. Nous ajouterons nous, qu'ils *manquent encore plus de légèreté*, condition de *premier ordre* pour la phonation, ainsi que nous le ferons ressortir *plus tard*. Toutefois nous aimons à reconnaître, que, par cela même qu'ils ne prennent aucun point d'appui sur les dents, ils sont applicables dans tous les cas et à tous les âges.

M. Préterre est non seulement un grand inventeur d'appareils, il a encore le mérite d'avoir bien fait sentir toute l'importance qu'il y a à faire *l'éducation vocale* des gens à qui on met des obturateurs. On pourra s'en faire une idée en lisant la communication suivante faite par M. Préterre à la Société de médecine pratique dans la séance du 3 novembre 1864 et que nous tenons à reproduire :

Il s'agissait de 7 malades, atteints de divisions congénitales de la voûte et du voile du palais, tous porteurs d'appareils et âgés de 9 à 49 ans. Ces malades, dont l'éducation phonétique était déjà plus ou moins avancée, enlevaient et replaçaient leurs appareils avec une très grande dextérité. Inintelligibles sans l'obturateur, les mots et les phrases étaient parfaitement articulés, dès que celui-ci était replacé.

A ce propos, M. Préterre s'éleva contre l'opinion malheureusement trop répandue qui consiste à croire que, dans les cas de divisions congénitales du voile et de la voûte du palais, il suffit d'appliquer un obturateur pour faire parler.

« Lorsqu'un obturateur, dit-il, a été placé avec tout le

soin possible et qu'il remplit son but d'une manière parfaite, c'est-à-dire l'occlusion de la perforation, le sujet qui n'a jamais parlé, ne parle pas mieux : au contraire, il parle souvent plus mal. Il est nécessaire que le sujet soit soumis à une éducation spéciale, afin que toutes les parties de la cavité buccale arrivent à s'accommoder de l'appareil ; car on sait que physiologiquement tous les muscles des parties molles concourent à la phonation et à l'articulation des sons. Or, ils ne peuvent pas subitement faire des mouvements qu'ils n'ont jamais exécutés jusque-là. Si M. de Ternes, cité par Saint-Simon, chantait de la plus belle voix du monde avec un palais d'argent qui lui rendait pourtant la voix fort étrange, c'est que les sons se produisent dans le larynx, et les mots sur les lèvres».

Dans cette même séance du 3 novembre 1864, M. Préterre fit observer que, dans les cas où l'on applique des obturateurs chez les *enfants*, il faut, autant que possible, *ne pas prendre* de point d'appui sur les *dents*. Il affirma en outre qu'il y a tout avantage à employer chez eux de *bonne heure* la prothèse palatine. Nous pouvons rapprocher cette opinion de celle de M. Lannelongue qui, pour l'urano-staphylorrhaphie, est d'avis, comme nous l'avons déjà dit, qu'elle donne des résultats d'autant *meilleurs* que l'enfant *ne sait pas parler*. Sédillot, du reste, avait déjà préconisé l'opération dans le bas-âge. Des errements, diamétralement opposés à ces façons d'agir, avaient pendant bien des années dominé le monde médical, tant pour la prothèse palatine que pour la staphylorrhaphie et cela sous l'autorité de Roux, qui prétendait que celle-ci ne peut être tentée avant l'âge de dix-huit ans.

Appareil de Gion. — La *Gazette des Hôpitaux* de l'année 1865, page 119, mentionne qu'à la séance du 22 février, de la Société de chiurgie, M. Gion, dentiste, présenta une jeune fille, âgée de dix-sept ans, portant une division congénitale de la voûte et du voile du palais, et opérée du bec-de-lièvre labial treize mois après sa naissance. La parole est extrêmement gênée : la jeune fille ne peut prononcer les G, les K, les Q, les C durs ; la déglutition demande des efforts pénibles et celle des liquides ne se fait pas sans qu'il y ait reflux par les narines. Il remédia à cette infirmité par l'appareil suivant :

« C'est un obturateur qui prend ses points d'appui latéralement sur deux molaires de chaque côté au moyen d'anneaux de platine et en avant sur une dent incisive par un pivot introduit dans sa racine découronnée. La cuvette est, comme les anneaux, en platine, ce qui donne de la solidité à l'appareil ; mais, comme l'ouverture qu'il qu'il fallait combler nécessite une masse assez considérable, la partie qui s'engage dans la division est en caoutchouc durci et disposée de manière à satisfaire aux conditions suivantes :

1° Dans la partie qui sert de plancher aux fosses nasales est un plan incliné en avant pour permettre l'écoulement du mucus nasal.

2° En arrière, la partie en caoutchouc durci se prolonge jusque près la partie postérieure du pharynx, ménageant un petit espace pour l'écoulement postérieur du mucus nasal ; mais l'espace est tel qu'il peut facilement et complètement disparaître dans les mouvements de déglutition, pendant que les pharyngiens supérieurs contractent et rétrécissent cette partie, dans le même temps que les pharyngiens inférieurs soulèvent la partie inférieure du pharynx dans le but de venir saisir le bol alimentaire.

3° Enfin, la partie postérieure de l'obturateur est percée de deux trous à plans inclinés en arrière et munis de deux valvules, dont l'une s'ouvre d'avant en arrière pour laisser l'inspiration nasale libre, ainsi que l'écoulement du mucus dans l'arrière-gorge; l'autre pour permettre l'expiration nasale, en même temps rejeter une partie du mucus en avant.

Les résultats furent, au dire de l'inventeur, très satisfaisants à tous les points de vue chez cette malade. Ajoutons que toute cette pièce, supportant quelques dents artificielles, venait également en aide à la mastication.

MM. Gaujot et Spillmann reconnaissent que cet appareil, comme tous ceux qui sont composés d'une pièce rigide, favorise la déglutition et facilite la parole; mais ils sont d'avis qu'il ne saurait rendre à ces fonctions, à la phonation principalement, une liberté parfaite, puisqu'il ne possède pas la mobilité du voile du palais. Nous avons déjà laissé entrevoir que *ce n'est pas là pour nous* une condition *indispensable* et *même nécessaire* au rétablissement de la *netteté phonétique.*

Les mêmes auteurs pensent que, néanmoins, ces procédés sont applicables lorsque, soit en raison de l'étendue de la perte de substance, soit pour tout autre motif, les muscles du voile ne peuvent agir en aucune façon sur l'appareil de prothèse.

Appareil de Kingsley. — A la séance du 10 mai 1865 de la Société de chirurgie (1), M. Kingsley, de New-

(1) Gazette des hopitaux, année 1865, p. 240.

York, dont la réputation au delà de l'Atlantique égale peut-être celle de M. Préterre en France, présenta, par l'organe de M. Larrey, un nouvel obturateur des solutions de continuité de la voûte palatine. (Présenté également par M. Larrey, le 9 mai 1865, à l'Académie de médecine.)

Cet instrument était formé de caoutchouc et offrait ceci de particulier, qu'il existait à la partie postérieure une portion souple et amincie, destinée à représenter le voile du palais.

M. Demarquay fit observer que des instruments analogues avaient déjà été imaginés en France et, en particulier, par M. de Villemure. On sait que M. de Villemure, qui, le premier, a préconisé l'emploi de la gutta-percha pour les dentures artificielles, bien que M. Delabarre lui ait contesté cette invention, construisit un grand nombre d'obturateurs en gutta-percha. Ceux-ci, en général, remplissaient parfaitement les indications, mais ils péchaient par leur peu de durée.

M. Larrey insista pour faire remarquer qu'aucun des obturateurs fabriqués antérieurement ne présentait cette partie postérieure mobile, destinée à remplacer plus ou moins complètement le voile du palais.

Enfin, M. Kingsley vint ajouter que « M. C.-F. Stearn, chirurgien, attaché à l'armée d'Amérique du Nord, a fait construire avant lui quelque chose d'analogue à l'obturateur qu'il présente aujourd'hui, mais rien de semblable à l'appareil qu'il met en ce moment sous les yeux de la Société, sous le rapport de la mobilité de sa partie postérieure. »

On peut dire que ce qu'il y avait de nouveau dans l'appareil de Kingsley, c'est que l'instrument était composé d'une seule pièce de caoutchouc, molle en certaines parties, dure en certaines autres; mais nous savons que M. Préterre dispute même à M. Kingsley le mérite de cette invention.

Appareil de Goldenstein. — Nous trouvons, dans la *Gazette des Hôpitaux*, de l'année 1869, page 365, l'article suivant :

M. Gosselin, à la Charité (août 1869), relate l'observation d'une jeune fille de dix-sept ans, qu'il a dans son service et qui est atteinte d'une division congénitale du voile du palais et de la voûte palatine avec un bec-de-lièvre, opéré à trois mois, le tout très prononcé. Pour obvier à une telle infirmité, il examina, dit-il, successivement les trois moyens en présence : la staphylorrhaphie, l'uranoplastie et la prothèse. Or, selon lui, la staphylorrhaphie et l'uranoplastie furent considérées comme des opérations auxquelles on ne devait pas songer dans ce cas, car il eût été impossible de trouver des lambeaux assez grands pour combler cette large perte de substance, et en supposant même que l'opération eût été praticable, elle n'aurait amené qu'un demi-résultat, puisque un obturateur aurait encore été nécessaire pour combler la division de la voûte palatine. Il fit alors appliquer par M. Goldenstein un obturateur de son invention :

Entièrement en caoutchouc vulcanisé, cet appareil se compose d'une partie dure, destinée à remplacer la voûte palatine; sa portion supérieure offre une saillie correspondant à la cavité des fosses nasales. A cette partie dure et dans sa continuité s'adapte une languette de caoutchouc mou d'une longueur de trois centimètres d'avant en arrière. L'appareil offre dans son plus grand diamètre transversal une largeur de cinq centimètres. Il s'adapte de chaque côté aux deuxième, troisième et quatrième molaires par trois crochets en or fixés dans la partie dure, qui est elle-même montée sur une plaque de platine; il masque complètement la division du voile du palais et de la voûte palatine. Sa couleur même est celle qu'offre la muqueuse de la voûte buccale. Les résultats, au point de vue de la phonation, furent très satisfaisants et devinrent de jour en jour meilleurs, à la suite de l'exercice quotidien, auquel l'auteur soumit le malade.

Appareil de Delalain. — M. Delalain, dentiste à Paris, nous a fourni sur un appareil qu'il a confectionné pour des lésions de ce genre, quelques renseignements nous permettant d'en donner la description suivante :

C'est une plaque de platine, recouvrant la voûte palatine et maintenue en place par des crochets, fixés à quelques dents.

Sur le bord postérieur et sur une bonne partie des bords latéraux de cette plaque sont percés de petits trous servant à livrer passage à des fils de platine ou de soie très fins qui soutiennent, en maintenant appliqué contre ces bords métalliques un voile mobile en caoutchouc *non vulcanisé* (identique à celui que fabrique Galante).

Ce voile souple et très mobile accompagne ce qui reste du voile naturel dans tous les mouvements que nécessitent la déglutition et la phonation ; il remplit par conséquent le but que l'on se propose d'atteindre.

Ajoutons toutefois que cette pièce, en raison de sa composition, s'altère rapidement, au bout de six semaines en moyenne, mais c'est là un petit inconvénient, car il est très facile et peu dispendieux de le remplacer.

Appareil de Suersen. — Rouge, dans sa thèse 1871, parle avec avantage d'un appareil fabriqué par ce spécialiste qui, à Berlin, jouit d'une grande réputation dans la partie faisant aujourd'hui l'objet de notre travail.

C'est un faux palais en caoutchouc vulcanisé, muni en arrière d'un petit prolongement qui fait saillie dans le pharynx; ce prolongement est entouré d'une boule en gutta-percha. On ramollit cette boule par l'eau bouillante, puis on met la pièce en place et on fait lire le patient pendant une heure environ, en l'engageant à provoquer en même temps des mouvements de déglutition, qu'il exécute à intervalles assez rapprochés. L'appareil est alors retiré et l'on constate sur la gutta-percha des saillies et des enfoncements; les sillons ne sont autre chose que l'empreinte des muscles qui, en se contractant, sont venus s'imprimer dans la masse molle. L'appareil se trouve par le fait terminé; car, il suffit d'enlever les parties saillantes pour remplir le but, c'est-à-dire combler le vide du palais, en permettant le libre jeu du constricteur supérieur du pharynx et des piliers, pendant la phonation et le passage des aliments.

Appareil de Gaillard. — Le Dr Gaillard, dentiste à Paris, a bien voulu également nous donner divers détails sur un appareil construit par lui, en 1878, pour un américain atteint d'une fissure complète du voile et de la voûte du palais.

L'appareil se compose de deux parties :

Là première est une plaque palatine en caoutchouc durci, fixée aux dents par des crochets.

La deuxième, constituant un voile artificiel mobile, est rattachée au bord postérieur de la première au moyen d'une coulisse et une vis, placée au point de jonction, maintient les deux parties solidement réunies.

Cette seconde pièce est molle dans plus des trois quarts postérieurs de son étendue ; faite de caoutchouc très flexible et très léger, elle constitue une poche à cavité virtuelle avant son adjonction à la première partie. Elle devient, au contraire, une cavité réelle lorsque, une fois réunie à la première pièce, on y introduit par le trou réservé à la vis, dont nous avons parlé, *quelques gouttes d'eau*. On voit alors ce voile mobile *automatique*, comme l'appelle son auteur, se bomber légèrement et suivre parfaitement tous les mouvements des parties restantes du voile pendant les actes de la déglutition et de la phonation. Cette poche d'eau agirait ici, paraît-il, comme un véritable ressort et l'inventeur, ainsi que son client, auraient été très satisfaits du résultat ainsi obtenu.

Lorsque, pour une raison quelconque, on désire évacuer et renouveler la quantité de liquide, il suffit d'enlever la vis ; les deux pièces se séparent, on vide la poche, puis les deux parties sont rapprochées et emboîtées, on introduit le liquide voulu par le trou de vis et enfin on remet la vis en place. L'appareil se trouve dès lors solidement fixé et en même temps prêt à fonctionner.

Cet appareil est remarquable surtout par son originalité ; car, jusqu'ici nous n'avons trouvé d'un peu analogue comme idée que le ressort de caoutchouc imaginé par M. Préterre dans ses appareils les plus perfectionnés, mais jamais personne, croyons-nous, n'a songé à utiliser ainsi le déplacement spontané d'un centre de gravité comme cause déterminante de mouvements divers, qui concordent précisément avec ceux qu'on se propose d'obtenir dans ce genre d'instruments.

Appareil de Bing. — Le hasard nous fit rencontrer *récemment* un malade chez qui nous trouvâmes un *appareil* donnant des résultats si satisfaisants, que nous n'hésitons pas à le mentionner ici. Il s'agit d'un jeune ingénieur américain, affecté d'une division congénitale du voile du palais, avec bifidité de la luette, mais intégrité de la voûte palatine. Ce jeune homme a depuis son enfance remédié à son infirmité au moyen d'appareils prothétiques, ce qui lui a permis de faire des études régulières et a modifié sa parole assez favorablement pour rendre son langage facilement compréhensible pour tous. Dans ce laps de temps, il fut successivement porteur de *cinq* appareils.

a. *Appareil de Préterre*. Après avoir consulté divers chirurgiens qui discutèrent la question d'opération, les parents de ce jeune homme se décidèrent pour le traitement prothétique et c'est à l'âge de onze ans que pour la première fois il eut recours aux obturateurs.

A cet effet, M. Préterre lui construisit un des appareils de son invention dont nous avons donné déjà la description générale et dont nous rappellerons en quelques mots les particularités :

Nous savons que c'est une pièce en caoutchouc durci recouvrant une partie du palais, suivant la ligne médiane et ne s'appuyant en aucune façon sur les dents,

mais soutenue en avant par un crochet en or à charnière
(dans d'autres il est à ressort) embrassant le bord antérieur de la mâchoire supérieure, et en arrière maintenue
en place par un crochet en caoutchouc durci et à concavité antérieure, s'arc-boutant sur le plancher des fosses
nasales après avoir traversé la division du voile. Enfin,
cette plaque se continue plus loin par un voile en caoutchouc durci à la partie centrale et ramolli sur les parties
latérales. L'appareil dans son ensemble pèse 10 gr. 1/2.
Comme il a été fait pour un enfant de onze ans, on peut,
sans être taxé d'exagération, affirmer que le même, construit pour un adulte de vingt-cinq ans, pèserait au
moins 15 grammes.

Le jeune ingénieur nous a assuré que pour lui, ce
qu'il y avait de plus gênant, de plus agaçant peut-être
encore que le poids, dans cet appareil mis en place,
c'était un certain mouvement de *trépidation* qui se produit constamment dans l'acte de la phonation et celui de
la déglutition. Nous comprenons aisément qu'il en soit
ainsi, et même il ne peut en être autrement, car les
points d'appui que M. Préterre prend généralement dans
la confection de ses appareils, ne peuvent jamais, quel
qu'en soit le nombre, fournir à ceux-ci une stabilité parfaite, et nous profiterons ici de la réflexion du malade
pour insister sur ce *défaut*, qui est commun à *tous les
appareils prothétiques en général*, sauf toutefois ceux
exclusivement à succion. Toutes les modifications, tous
les perfectionnements, qu'on a apportés jusqu'ici dans
la fabrication des divers obturateurs, n'ont pu faire disparaître entièrement cet inconvénient et il nous semble
que l'appareil de M. Bing, auquel nous allons arriver, a
comblé précisément cette grande lacune ; car, il est d'une

stabilité à toute épreuve et le malade qui le porte et constate dans sa bouche la disparition de ce mouvement de trépidation sur lequel nous attirons l'attention, peut d'autant mieux apprécier la différence que, jusque-là, il a usé d'instruments variés présentant tous ce désagrément à différents degrés.

b. *Appareil de Fresco.* — A l'âge de quinze ans, le malade qui nous occupe, laissant de côté l'appareil de Préterre, se fit faire le suivant par le dentiste Fresco :

C'est une plaque palatine couvrant toute la voûte, s'appuyant sur le collet de toutes les dents au moyen d'échancrures correspondantes sur les bords latéraux et terminée par un voile rigide, débordant largement la perforation. Cet appareil, en même temps à succion, tient très bien en place, sans doute aussi en raison de sa légèreté, car, malgré ses grandes dimensions, il ne pèse que 7 gr. 1/2. Toutefois, il avait, comme le dit fort bien le malade, l'inconvénient d'échauffer considérablement le palais.

c. *Appareil d'Evans.* — L'appareil précédent s'étant altéré, M. Evans fut appelé à son tour à faire un obturateur pour notre malade, âgé alors de dix-huit ans.

Comme celui de Fresco, c'est une plaque palatine en caoutchouc durci, s'appuyant sur les dents au moyen d'échancrures et de quelques crochets en or, puis vient aussi un voile rigide et très large. N'étant que très peu à succion, on comprend que cet appareil ait eu besoin de crochets auxiliaires pour se maitenir en place, surtout qu'il était d'un poids assez considérable (11 gr.). Comme l'autre, il échauffait le palais et cependant l'ingénieur dut le garder jusqu'à l'âge de vingt-cinq ans, époque où il devint porteur de l'obturateur que nous allons décrire.

d. *Appareil de Bing*, 1er modèle. — Cet appareil, imaginé au mois de janvier 1883 par le dentiste américain (établi à Paris) dont nous venons de citer le nom, est composé uniquement d'une plaque en caoutchouc durci obturant la solution de continuité et débordant de 3 à 4 millimètres à peine les deux brides formées par le voile divisé : il revêt, par suite de la conformation du trou à combler et de la saillie de la base de la langue la forme d'un cœur de carte à jouer, la pointe étant dirigée en avant et en haut.

Cette plaque légèrement concave à la face inférieure est maintenue en place par deux petites tiges de platine aplaties de 3 millimètres de largeur qui, partant des deux bords latéraux à la jonction du tiers antérieur avec le tiers moyen, viennent en s'appliquant sur les parois correspondantes du plafond buccal, se fixer avec une très grande solidité sur les deuxièmes grosses molaires supérieures.

Il en résulte que l'appareil joint à la *stabilité la plus parfaite*, la *légèreté minima* qu'il soit possible de réaliser, car il pèse en tout 4 *grammes*, et l'on peut dire assurément qu'il représente la prothèse palatine réduite à sa plus simple expression comme poids et dimensions.

Pour faire ressortir combien cet appareil diffère de tous les autres obturateurs à plaque précédemment décrits, il nous faut insister sur le *mode de fixation* des tiges de platine ; c'est en effet le point capital, bien qu'en somme il n'y ait en ceci qu'une *modification* d'un procédé déjà employé pour certains obturateurs à chapeau, qui enfonçaient tout simplement leurs pivots dans les racines de deux incisives supérieures découronnées à cet effet.

Les tiges en question sont terminées par un petit cylindre de même métal, d'un diamètre de 2 millimètres, d'une longueur de 6 à 7 millimètres et faisant avec ces tiges un angle très aigu dont l'ouverture est tournée vers le plafond palatin. Ce petit cylindre vient s'enfoncer et s'emboîter par simple effet de contact dans une gaine toujours en platine, à dimensions rigoureusement correspondantes, et qui a été fixée soit dans l'intérieur même de la dent suivant son axe longitudinal, soit dans l'interstice de deux dents. S'il y a une dent cariée, on la choisit de préférence, et comme pour y caler la gaine de l'appareil, on lui fait subir un véritable plombage, elle retire tout bénéfice de l'intervention. S'il faut s'attaquer à une dent saine, on la perfore dans sa partie centrale, le plus souvent dans une étendue telle que la chambre en sera ouverte, mais en ayant soin d'opérer rapidement, on pourra remédier à cet inconvénient ; car, le trou aussitôt fait, on introduit l'étui et on le fixe solidement au moyen de feuilles d'or, ce qui constitue pour la dent une aurification des mieux établies. Il est préférable, quand il n'y a pas de dents malades, ou quand on ne peut les utiliser, de choisir comme points d'appui de chaque côté deux dents saines contiguës, en général les postérieures.

Au moyen d'instruments spéciaux, et en particulier d'une petite scie circulaire, dont le modèle en grand est aujourd'hui utilisé par quelques chirurgiens éminents pour les résections, on creuse sur la face meulière de ces

dents une rigole antéro-postérieure, destinée à recevoir
une plaque de platine terminée à ses deux extrémités
par un petit crochet, qui s'enfonce dans la couronne de
chaque dent de 1 à 2 millimètres suivant un petit trou,
qui a été fait et ménagé à cette occasion. On fixe alors
cette plaque, à laquelle l'inventeur a donné le nom de
barre, au moyen de ciment à base de gutta-percha (déco-
lorée), préparée d'une façon spéciale à l'étranger, mais
qui se vend couramment dans le commerce et le tout est
recouvert de lamelles d'or (1). Cette barre est perforée
au niveau de l'interstice dentaire et on adapte à l'orifice
l'étui qui, placé entre les deux dents, vient recevoir le
cylindre platinique dont nous avons parlé précédemment: le tout se trouve par le fait, fixé très solidement.

Nous aovns eu plusieurs fois occasion de rencontrer
le jeune ingénieur américain qui porte l'appareil de
M. Bing; il nous a toujours affirmé que jamais antérieurement il ne s'élait trouvé aussi parfaitement à l'aise.
La déglutition se fait sans obstacle: la phonation est,
selon lui, bien améliorée, supérieure de beaucoup comme
netteté à ce qu'il avait obtenu au moyen de l'appareil de
M. Préterre d'abord et des autres ensuite.

Nous avons pu vérifier par nous-même qu'il en est
réellement ainsi; avec l'appareil de M. Evans notam-
ment, ce jeune homme conserve un parler étrange qui
est remplacé par une élocution bien autrement distincte,
quand il met l'appareil de M. Bing dans sa bouche, à tel

(1) Ne pourrait-on pas, dans les cas de fracture de la mâchoire inférieure, remplacer avantageusement par le système de la *barre* les
fils métalliques ou autres, que l'on utilise encore souvent aujour-
d'hui, pour maintenir rapprochées quelques dents qu'ils contournent
et enserrent par leur collet, dans le but de lutter contre la mobilité
des fragments ?

Fourrier.   4 point que si ce n'était un peu d'hésitation dans la parole, l'attention du praticien lui-même ne serait nullement attirée de ce côté.

D'autre part, l'appareil de M. Bing est tellement peu gênant que le malade nous a dit le garder fréquemment la nuit, et nous comprenons que d'après la solidité de ses points d'attache, il n'y ait pas à redouter ici le très grand inconvénient de la plupart des obturateurs, c'est-à-dire celui d'être avalé pendant le sommeil. Ne négligeons pas d'ajouter que cet appareil, tout solide qu'il est une fois mis en place, peut cependant avec un peu d'habitude être très facilement enlevé et replacé par le malade lui-même.

e. *Appareil de Bing. 2ᵉ modèle.* — Au mois de mars dernier, M. Bing, s'inspirant sans doute des travaux de de M. Préterre, modifia, toujours pour le même malade, son appareil d'une façon si heureuse que, véritablement, il remplit maintenant toutes les conditions que chacun est en droit de réclamer de ces instruments.

Comme le précédent, il a la forme d'un cœur de carte à jouer, mais ses dimensions sont plus grandes ; aussi pèse-t-il *six* grammes. Seulement, au lieu d'être partout en caoutchouc durci comme dans le premier modèle, ce n'est qu'à la partie centrale qu'il a cette consistance ; ses bords en effet sont, dans tout le pourtour, en caoutchouc ramolli et en se moulant sur les parties qu'ils touchent ils arrivent à se déprimer latéralement à la face supérieure en forme de gouttière qui supporte de chaque côté les piliers du voile divisé.

Ce caoutchouc déjà ramolli naturellement, devient tellement flexible, lorsqu'il subit l'action de la température buccale et le contact des parties molles, qu'il accompagne celles-ci dans tous leurs mouvements et que jamais, il ne se produit d'écartement entre les brides du voile et l'obturateur. Il en résulte que la parole gagne encore en netteté et que la déglutition, celle des liquides en particulier, se fait sans le moindre accident.

En outre, toute la pièce a une teinte chair, qui rappelle un peu la coloration de la muqueuse des parties environnantes. Nous ajouterons qu'ici, comme l'appareil a plus de poids et d'étendue que dans le premier modèle, les tiges de platine sont plus solidement assujetties; elles pénètrent en effet dans le corps même de la plaque à son extrémité antérieure, puis elles se plient presque à angle droit, et viennent se rejoindre vers le point central en conservant toujours un trajet sous-jacent à la face supérieure et par conséquent sus-jacent à la face inférieure. Enfin, une troisième petite tige de platine réunit les deux premières transversalement, située elle aussi, comme le bout coudé des précédentes, dans le corps même de la plaque. Le tout est parfaitement caché jusqu'au point d'émergence des tiges supports venant comme dans le modèle primitif du constructeur américain se fixer sur les dents par emboîtement rigoureux de leur extrémité. Mais, celle-ci, qui dans le premier cas est cylindrique dans toute sa longueur, devient ici une pièce cylindrique d'abord, puis conique dans l'autre moitié, c'est-à-dire qu'elle se termine en pointe.

CHAPITRE IV.

OBTURATEURS DESTINÉS A REMÉDIER AUX GRANDES PERTES
DE SUBSTANCE DE LA VOUTE BUCCALE, DUES A DES CAUSES
TRAUMATIQUES, DIATHÉSIQUES OU CHIRURGICALES.

Pendant que MM. Schange, Stearn, Hullihen, Otto et
Bühler, Blandy, Préterre, Gion, Kingsley, Goldenstein,
Gaillard, etc...., s'occupaient de découvrir des appareils
destinés à remédier aux divisions congénitales de la
voûte et du voile du palais, d'autres inventeurs comme
MM. Stevens, de Villemure, Préterre (nec pluribus im-
par), Delalain, etc... s'ingéniaient à trouver des obturateurs pour les grandes perforations traumatiques, diathésiques ou chirurgicales.

L'art prothétique n'avait encore enfanté rien de tant
soit peu satisfaisant à cet égard, lorsque M. Stevens vint
en 1845 faire la communication suivante devant l'Académie des sciences qui, d'après un rapport favorable,
présenté par Roux, Velpeau et Pariset, donna son approbation à l'heureuse invention qui lui fut ainsi sou-
mise (1) :

« Un major de spahis reçut au-dessous de la pom-
mette à gauche un coup de feu qui emporta une grande
partie de l'os maxillaire supérieur, le palais et toutes les
dents molaires, à l'exception des deux dernières du côté
droit : ces deux molaires et les six dernières antérieures
furent les seules qui restèrent.

(1) Abeille médicale, année 1845, p. 126.

« Après deux mois de traitement, le malade fut guéri; mais la voûte palatine restait perforée d'une large ouverture. La voûte de la bouche et celle des fosses nasales ne formaient plus qu'une seule cavité continuellement inondée de mucosités. Le blessé avait des envies incessantes de vomir; la mastication était incomplète et très difficile, ainsi que la déglutition. Les aliments refluaient par les orifices des narines. Pour diminuer des inconvénients aussi graves, M. Baudens avait conseillé l'usage des obturateurs ordinaires. Mais on sait jusqu'à quel point, ces instruments sont imparfaits. Après avoir essayé un de ces instruments, et en avoir éprouvé de fâcheux inconvénients, le major G... fut présenté à M. Stevens qui lui confectionna l'appareil suivant :

Appareil de Stevens. — M. Stevens, par des procédés qui lui sont propres, prit une fidèle empreinte des parties que l'obturateur devait embrasser et recouvrir. Cela fait, il a choisi une matière douce et polie analogue à la substance des dents: il a fait prendre à cette substance toutes les formes nécessaires pour occuper exactement les vides laissés par les dents détruites, pour se mouler avec la même perfection sur la voûte palatine et remplir toutes les parties supérieures et latérales de la bouche. Grâce à cette application, la voix a repris son timbre normal ; les mucosités retenues n'excitent plus les nausées ; la mastication est facile, la déglutition se fait sans obstacle.

De plus, comme cet obturateur n'a ni ressorts, ni agrafes, ni crochets et qu'il se soutient par la seule justesse de ses contacts avec les parties voisines, il s'ensuit qu'il n'occasionne aucune douleur, et qu'une fois placé, le major n'y songe nullement. Cet obturateur est léger, mince,

résistant et si maniable que le major l'ôte et le remet
sans la moindre peine. »

On peut avancer hardiment que l'invention de M. Stevens opéra une véritable révolution dans la partie de la
profhèse palatine que nous étudions ici. A partir de ce
jour, il y eut une grande émulation parmi les gens du
métier à qui créerait des appareils prothétiques, destinés à remédier aux grandes pertes de substance buccale,
produites soit par les projectiles, soit par les nécroses,
soit par les opérations ayant détruit le maxillaire supérieure dans une grande étendue. Ces opérations avaient
alors l'attrait de la nouveauté et on les multipliait peut-
être outre mesure. Aussi l'occasion de fabriquer de pa-
reils instruments était-elle des plus communes ; c'est ce
qui explique l'essor qu'il y eut alors dans cette partie de
l'art prothétique. Mais l'œuvre de M. Stevens avait un
tel caractère de perfection qu'elle ne fut pas dépassée ; le
plus souvent même, les fabricants d'appareils restèrent
au-dessous de ce qu'avait fait M. Stevens, car tout en
adoptant comme lui le système d'adaptation, ils ne lais-
saient pas d'avoir recours en outre, presque toujours,
aux crochets, et quelquefois aux ressorts. Nous allons
rendre compte d'un certain nombre de ces instruments.

Appareil de de Villemure. — En 1852, Maisonneuve (1)
ayant extirpé un maxillaire supérieur en entier pour
arriver à enlever un polype du pharynx, le Dr de Villemure fit pour ce malade, deux mois après l'opération,
un maxillaire artificiel de gutta-percha, à la face infé-

(1) Maisonneuve. Bulletin de la Société de chirurgie, 17 février et
28 avril 1852.

rieure duquel il implanta les propres dents du blessé.

Grâce à cet appareil, la phonation et la mastication s'exerçaient sans la moindre peine, mais les pièces dont il était composé s'altérèrent assez rapidement ; aussi plus tard M. Préterre fut-il appelé à confectionner pour ce même malade un appareil plus résistant, mais non pas plus perfectionné au point de vue de la construction.

Appareils de Préterre. — M. Préterre imagina un grand nombre d'appareils destinés à la restauration totale ou partielle de la mâchoire supérieure ; nous allons en faire connaître plusieurs par ordre de date.

Nous trouvons d'abord dans l'*Art dentaire* de Préterre p. 325 (année 1857) la description suivante de l'appareil qu'il confectionna en 1857 pour cet opéré de Maisonneuve, chez lequel M. de Villemure avait appliqué un appareil de gutta-percha en 1852.

« On voit, dit Debout (1) (car ce chirurgien éminent ne dédaigna pas de s'occuper de ce qui est relatif à la prothèse buccale), lorsque cet homme ouvre la bouche, que la partie gauche de l'arcade dentaire manque ; en outre l'incisive centrale du côté droit, qui était cariée, a été limée au niveau de la gencive. Sur la partie antérieure de la voûte palatine et à gauche, on observe une ouverture ovalaire, ayant à peu près 5 centimètres dans son plus grand diamètre, qui est l'antéro-postérieur, et 2 centimètres de large. Cette ouverture est limitée en dedans par le bord interne du maxillaire gauche, en dehors par la surface muqueuse de la joue, en arrière par le bord horizontal du palatin droit, et en avant par la surface muqueuse de la moitié droite de la lèvre supérieure. Cette

(1) Debout. Bulletin de thérapeutique, 1862, t. LXIII, p. 333.

ouverture permet de voir l'intérieur de la fosse nasale correspondante. La portion horizontale du palatin ayant été conservée, le voile du palais subsiste et ses mouvements sont tout à fait normaux. »

a) Voici donc l'appareil que M. Préterre imagina pour remédier à de tels délabrements et qui porte sur la *restauration totale de la mâchoire supérieure.*

La description minutieuse en étant fort longue et peu compréhensible sans figures, nous nous bornerons à en donner une idée en indiquant quelques points de repère, et nous renverrons pour de plus amples détails soit au journal de l'auteur, soit à l'ouvrage de MM. Gaujot et Spillmann.

A l'exemple de M. Préterre, nous dirons, qu'il faut distinguer :

1º Une face supérieure, où l'on voit une éminence elliptique d'un demi-centimètre de hauteur, destinée à obturer l'ouverture de la voûte palatine.

Puis à côté et à droite, l'orifice antérieur d'un petit canal courbe, traversant d'un bout à l'autre le corps même de l'appareil et ayant pour but de conduire les mucosités et autres liquides des fosses nasales vers le pharynx.

2º Une face inférieure formée de deux parties : l'une verticale, correspondant à la demi-arcade alvéolaire artificielle droite, l'autre horizontale et concave complétant le reste de la voûte palatine. Ces deux parties sont séparées par une gouttière antéro-postérieure.

3º Une face externe ou droite, irrégulièrement plane et triangulaire, se termine en bas par la surface extérieure des gencives artificielles et la série des dents qui y sont attachées.

4° Un bord postérieur qui présente une portion verticale sur laquelle se voit l'orifice postérieur du canal déversoir, dont nous avons déjà parlé, et une autre horizontale terminant en arrière la lame palatine.

5° Un bord gauche formé d'échancrures, séparées par des saillies en rapport avec la série des collets des dents. En outre, il supporte les moyens d'adhérence, constitués par des lames métalliques, qui s'engagent entre les dents de ce côté.

6° Enfin, un bord inférieur délimité par la face triturante de toutes les dents artificielles.

Cet appareil, entièrement en or, adhère en partie par l'adaptation des surfaces, en partie au moyen des lames métalliques qui entourent la couronne des dents.

MM. Gaujot et Spillmann font observer qu'on pourrait avec avantage substituer à l'or dont est fait cet appareil, la *vulcanite*, qui étant plus légère, peut tenir en place sans ébranler les dents par la présence de crochets multipliés. Nous rappellerons que c'est précisément en employant une substance *analogue* (peut-être même identique) que M. Stevens obtint, dès 1845, l'approbation si flatteuse de l'Académie des sciences.

Quoi qu'il en soit, les résultats fournis par l'appareil de M. Préterre furent très satisfaisants, puisque l'opéré put dès lors parler facilement et sans nasonnement et que la mastication s'effectua avec une très grande facilité.

Depuis, sur les indications de Nélaton, de Parise (de Lille), des appareils analogues furent fabriqués pour divers opérés et en général le but a été atteint complètement.

b) Dans le courant de l'année 1857, M. Préterre fabriqua un instrument destiné à la *restauration de l'un des maxillaires supérieurs, en même temps qu'à la restauration du voile du palais.*

Voici dans quelles conditions :

Maisonneuve, afin de s'ouvrir une large voie jusqu'à un polype naso-pharyngien, enleva le maxillaire supérieur du côté droit en sacrifiant le côté correspondant du voile du palais.

La cicatrisation une fois achevée, le voile du palais s'était tellement rétracté, qu'il n'était plus représenté que par un tubercule d'où pendaient les piliers antérieurs et postérieurs.

Il est important de savoir, disent MM. Gaujot et Spillmann, que c'est là, presque toujours, ce qui se produit sur le voile du palais, lorsque pour des résections du maxillaire supérieur, on est conduit à le diviser. En pareil cas, ajoutent-ils, le voile doit dans l'appareil pothétique former une pièce rigide, car les parties restantes du voile du palais ne sont jamais suffisantes pour communiquer des mouvements réguliers à la pièce artificielle; sans cette circonstance un voile mobile de caoutchouc pourrait fort bien être adapté au bord supérieur du maxillaire prothétique.

L'appareil construit à cette occasion par M. Préterre était essentiellement composé d'une lame d'or oblongue ayant neuf centimètres et demi d'avant en arrière, et large de 5 centimètres dans son plus grand diamètre qui est au niveau de l'union de sa moitié antérieure avec la moitié postérieure, et de trois centimètres et demi dans son plus petit diamètre qui est près de l'extrémité postérieure.

Comme dans le cas précédent, nous renverrons au journal l'*Art Dentaire*, année 1857, page 295, et nous dirons simplement que cette pièce prothétique tenait en place par des crochets s'appuyant sur les dents du côté sain, par un ressort allant à la rencontre de la mâchoire inférieure et surtout par l'exacte juxtaposition des parties.

Les résultats obtenus furent : la régularisation des traits du visage, le rétablissement de la mastication et de la déglutition et enfin un langage nettement articulé, quoique la parole fût moins parfaite que si le voile eût été mobile.

c. Le 2 mars 1859 (1), M. Préterre présenta à la Société de chirurgie un obturateur qu'il avait fabriqué pour une opérée de M. Huguier.

Cette femme était entrée à l'hôpital Baujon pour une tumeur cancéreuse du sinus gauche, que ce chirurgien lui avait enlevée. Elle guérit rapidement ; mais après cicatrisation complète, il subsistait une déformation inévitable et très considérable. Pour y remédier, M. Préterre construisit par les procédés ordinaires une plaque métallique parfaitement emboîtée sur les surfaces palatines et découpée au collet des dents pour en embrasser les contours ; puis il fixa sur cette plaque, comme un bloc et au niveau de la cavité à remplir, *une substance nouvelle très légère* dont il se servait alors, ce bloc s'adaptant du reste avec perfection aux détails de la cavité. L'utilité de cet appareil fut encore rendue plus grande par l'application sur tout son bord gauche de dents qui manquaient à l'arcade dentaire supérieure.

La malade pourvue de cet appareil, qu'elle ôtait et remettait avec la plus grande facilité, put recouvrer la mastication et l'usage complet de la parole.

(1) Gazette des hôpitaux, année 1859, p. 120.

d). Dans le courant de l'année 1860, le professeur Mounier fit construire par M. Préterre un appareil prothétique pouvant servir de type de ceux qui conviennent à *la restauration partielle du maxillaire supérieur.*

Voici l'observation :

« Le capitaine P..., âgé de cinquante-cinq ans, au début de la bataille de Magenta, est atteint par une balle. Le projectile dirigé obliquement pénètre à travers la lèvre, au niveau de la fosse canine du côté gauche, brise toute l'étendue de l'arcade dentaire dans sa partie antérieure et latérale droite, et vient sortir à la partie moyenne et latérale de la joue, du même côté. Au moment où le capitaine P... fut blessé, il commandait un mouvement à sa compagnie, par conséquent sa bouche était largement ouverte; il dût à cette circonstance de ne pas avoir la branche droite de la mâchoire inférieure également fracturée. . . . .

« L'intéressant mutilé, par suite de la perte de substance subie par sa mâchoire supérieure, ne pouvait se nourrir que de potages ; en outre l'articulation des sons ainsi que le timbre de la voix étaient profondément altérés (1) ».

« Lorsque les pertes de substance, disent MM. Spillmann et Gaujot, se bornent au rebord alvéolaire et même à une portion plus ou moins étendue de la voûte palatine, il est presque toujours facile d'adapter une pièce artificielle ; celle-ci n'est guère qu'un obturateur dentier, dont la base est assez épaisse pour simuler le rebord alvéolaire et les gencives. »

C'est ce que fit M. Préterre, en présence des lésions que présentait cet officier.

(1) Debout. Bulletin de thérapeutique, 1862, t. LXIII, p. 285.

Son appareil, en effet, se composait d'une partie en vulcanite, destinée à combler la perte de substance et montée sur une base d'or, à laquelle étaient attachés des anneaux qui fixaient l'instrument. Puis, en avant, on remarquait sur la pièce un bourrelet qui, relevant la lèvre supérieure, rétablissait l'harmonie des traits du visage.

Les résultats fournis par cet appareil furent tels, que Mounier ne craignit pas d'écrire les lignes suivantes : « M. P..., après sa mutilation, ne se nourrissait et ne pouvait se nourrir que de potages; l'articulation des sons, ainsi que le timbre de la voix étaient complètement altérés, et après l'adaptation de l'appareil, tout paraissait revenu à l'état normal sous le rapport de la phonation, comme sous celui de la mastication. »

Appareil de Delalain. — *La Gazette des Hôpitaux* a reproduit dans l'année 1871 et dans celles qui ont suivi, des communications très intéressantes faites par M. Delalain à la Société de chirurgie sur des appareils prothétiques construits par lui pour des délabrements énormes de la face, qui étaient le résultat de la guerre encore toute récente. A la séance du 11 octobre 1871 de la Société de chirurgie, eut lieu, de la part de M. Delalain, la communication suivante, qui a trait plus spécialement que les autres à la prothèse palatine (1).

« Le nommé G... (Henri-Benjamin), sergent à la 5ᵉ compagnie du 1ᵉ bataillon du 5ᵉ régiment provisoire, a été atteint d'un coup de feu à la face le 27 mai 1871. Le projectile a son ouverture d'entrée à la partie inférieure et postérieure de la joue gauche; il est sorti au-dessous de

(1) Gazette des hôpitaux, année 1871, p. 522.

l'angle interne de l'œil droit. Les lésions, résultant de cette blessure, sont : la fracture comminutive du maxillaire supérieur, la perforation de la voûte palatine (perte de substance presque ronde, dont le diamètre a plus de deux centimètres), une perte de substance assez considérable du maxillaire supérieur gauche dans sa portion alvéolaire et des dents y implantées. Cette blessure, aujourd'hui cicatrisée, a pour conséquence de rendre la phonation, la déglutition et la mastication presque impossibles ; cette dernière fonction étant rendue plus difficile encore par suite d'une mobilité de la partie antérieure du maxillaire supérieur. »

Laissons la parole à M. Charles Delalain pour la question prothétique :

« La première difficulté que je rencontrai pour remédier aux désordres de la blessure de ce malade fut celle-ci : c'est que le sujet ne pouvait ouvrir la bouche d'une façon assez complète pour me permettre de la modeler à ma satisfaction ; je dus, au moyen de gutta-percha chauffée et appliquée à l'intérieur près d'une bride unissant ce qui restait du rebord alvéolaire supérieur à l'apophyse mastoïde inférieure, obtenir par cette chaleur, complétée par un jet de vapeur sortant d'un piston et s'appliquant à l'angle extérieur des mâchoires, une tension désirable me facilitant l'entrée du porte-empreinte contenant la cire à modeler.

Ce procédé, trouvé pour la circonstance, m'ayant réussi à peu près, je fis le modelage provisoire, et une plaque obturatrice, que je laissai huit jours au blessé, lui recommandant surtout de ne pas l'ôter.

Ma prescription suivie, au bout de ce temps, j'obtins le résultat désiré ; la bouche s'ouvrait davantage et je pus faire un autre modelage définitif destiné à la fabrication de l'appareil permanent, appelé :

1° A ramener dans un temps donné l'immobilité de l'arcade dentaire supérieure, représentée seulement par trois incisives médianes, la canine, deux petites et la première grosse molaire.

2° A obturer la perforation de la voûte palatine.

3° A remplacer la perte de substance du maxillaire supérieur.

Description de l'obturateur. — Cet appareil se compose de deux pièces, l'une contournant une partie du maxillaire inférieur droit ; une dent avec fausse gencive, remplaçant une manquante, y est ajoutée. A la partie latérale de la fausse gencive droite est adapté un ressort à boudin en or qui le relie à l'obturateur supérieur en caoutchouc vulcanisé, composé d'un anneau contournant une dernière molaire, et d'une plaque obturatrice sur laquelle la perte de substance droite se trouve représentée par une fausse gencive, où sont ajustées six dents qui correspondent avec celles du bas.

Sur le milieu de la voûte palatine de l'obturateur, se trouve une cavité assez profonde pour permettre de fixer une éponge mobile de la grosseur d'un œuf de pigeon, destinée à recevoir l'écoulement nasal et à parfaire l'obturation.

Grâce à cet appareil prothétique, le sergent G... a la parole facile, aussi intelligible que si la lésion palatine n'existait pas ; la déglutition des matières semi-liquides est facile : le malade peut fumer. Quant à la mastication bien qu'encore incomplète, elle tend chaque jour à se faire plus régulièrement. De plus, la mobilité de la portion antérieure des maxillaires supérieurs, qui a déjà beaucoup diminué, finira, tout le fait espérer, par disparaître. »

Nous avons tenu à reproduire entièrement cette communication, d'abord à cause de l'intérêt qu'elle présente et en second lieu, à raison de la grande et juste notoriété que M. Delalain a acquise pour ses instruments prothétiques. Nous devons toutefois faire observer que M. Delalain, en employant l'éponge, comme l'avait fait jadis Ambroise Paré, n'a peut-être pas assez réfléchi aux inconvénients que celle-ci présente, et qui avaient été assez évidents aux yeux du père de la chirurgie française, pour le décider à imaginer un autre obturateur.

Nous ne croyons pas, qu'il soit nécessaire de mentionner un plus grand nombre d'instruments construits pour remédier à de grandes pertes de substances de la voûte buccale, car nous ne ferions que nous répéter. Ici en effet, il n'y a plus une variété d'appareils comme pour les divisions du voile et de la voûte du palais : tous *se réduisent à deux types*, les uns sont exclusivement à succion, et ce sont les plus rares, les autres, de beaucoup les plus fréquents, sont en même temps à adaptation et à crochets, quelquefois même à ressort. Une condition essentielle est de choisir une substance aussi légère que possible et en même temps inattaquable par les acides et les dissolvants ordinaires : sous ce rapport, la *vulcanite* est extrêmement précieuse. De plus, cette substance qui est composée de gutta-percha, de caoutchouc vulcanisé, de soufre et de silice, est très malléable et se moule avec facilité ; mais quand on la soumet à l'action de la vapeur à une température de 180 degrés centigrades, elle acquiert la dureté de l'ivoire. Dans cet état, elle n'en reste pas moins une substance très légère, condition qui, jointe à celle d'une adaptation parfaite, lui permet d'être aussi peu gênante que possible dans la bouche, et de se passer souvent de tout moyen additionnel de sustentation.

TROISIÈME PARTIE

APPRÉCIATION

Nous venons de faire par ordre chronologique cette longue exposition des appareils de prothèse palatine. N'ayant pas eu la prétention de mentionner tous les obturateurs que le génie humain peut avoir enfantés, nous avons tenu surtout à parler de ceux qui ont le plus attiré l'attention des sociétés savantes. Si nous avons commis des omissions de quelque importance, nous demanderons qu'on use d'indulgence à notre égard ; nous ferons remarquer en effet que sur un pareil sujet, il est d'autant plus facile d'être incomplet que, pour le traiter, il faut rassembler des éléments épars de tous côtés. Nous avons cherché à rendre à chacun des inventeurs la justice qui lui est due, et cela avec toute l'impartialité nécessaire en pareille circonstance, attendu que nous sommes entièrement étranger aux rivalités de ceux de ces Messieurs, qui sont encore vivants.

En analysant cette succession d'appareils, nous pouvons, croyons-nous, émettre les appréciations suivantes :

1° Actuellement, les appareils à ailes sont très rarement utilisés, en raison de la pression trop considérable à laquelle ils soumettent la face supérieure de la voûte palatine ; car, pour que l'instrument reste bien en place, il faut que ses ailes serrent assez fortement la muqueuse nasale de la voûte palatine, et celle-ci peut de cette façon, ainsi que le périoste et l'os lui-même devenir le siège d'ulcérations, voire même se mortifier. Aussi est-il arrivé plus d'une fois que ces appareils ont passé par le trou qu'ils avaient d'abord suffi à combler. En supposant que pareil accident n'arrive point, ils ont tout au moins un inconvénient qui ne peut être nié : en effet, la présence d'une tige traversant la perforation rend impossible la guérison de celle-ci : or, on sait que les perforations palatines ont une certaine tendance à diminuer d'étendue et même à *guérir spontanément.*

Les obturateurs en caoutchouc, faits en double bouton de chemise, dits obturateurs de Gariel, nous semblent préférables aux précédents ; car s'ils ont, comme ces derniers, l'inconvénient d'empêcher la perforation de se rétrécir, ils n'exposent pas autant à la mortification des tissus en raison de la pression beaucoup plus douce qu'ils exercent sur ceux-ci.

2° Les obturateurs à verrous sont aussi défectueux que les obturateurs à ailes, avec lesquels ils ont du reste la plus grande analogie : ils ont, comme ceux-ci, deux grands défauts qui doivent les faire rejeter.

3° Les obturateurs à chapeau, en maintenant dans la perforation un cylindre qui a ses dimensions, empêchent nécessairement celle-ci de se rétrécir. Bien plus, ils sont fixés aux dents par des fils métalliques qui les coupent et dont la présence ne peut manquer d'irriter le bord gingival de la muqueuse buccale, qu'ils atteignent un jour ou l'autre d'une façon presque fatale : de là, une cause d'irritation pour la gencive qui se boursoufle et bientôt maintient mal la dent. L'inflammation peut s'étendre au périoste alvéolo-dentaire, et alors la dent ne tarde pas à s'ébranler, ce qui amène sa chute. Souvent,

avons-nous dit, l'obturateur à chapeau était maintenu
en place au moyen de deux pivots, implantés, dans les
racines des deux incisives supérieures,qui avaient été découronnées à cet effet. Un pareil sacrifice nous semble
hors de proportion avec les services que pouvait rendre
ce grossier instrument : aussi n'hésitons-nous pas à le
proscrire d'une façon absolue.

4° Les appereils à succion ne sont applicables que dans
des cas bien *déterminés* ; par exemple, quand il y a de
larges pertes de substance portant à la fois sur les arcades
dentaires et sur la voûte palatine. Ces cas, qui résultent presque toujours de blessures par armes à feu
ou de vastes opérations qui ont détruit la mâchoire supérieure dans une étendue plus ou moins considérable,
nécessitent le plus souvent des appareils pothétiques qui
viennent par simple adaptation combler les vides, exis-
tant dans la partie osseuse du plafond buccal.

Leur indication *existe aussi* chez les individus qui, af-
tés d'une large fissure de la voûte palatine, ont en même
temps la mâchoire supérieure complètement *dépourvue
de dents* : chez ces malheureux qui ont généralement une
peine extrême à avaler les aliments et même les boissons, et chez qui la nutrition se trouve dans les plus fâcheuses conditions, la prothèse buccale peut être, au
point de vue de la santé générale, d'une *immense utilité*.

Disons cependant, que pour les cas de vastes pertes
de substance de la mâchoire supérieure, MM. Préterre et
Delalain combinent le plus souvent avec le système à
adaptation le système des crochets et des ressorts. Il est
clair toutefois, que ceux-ci ne doivent être employés
qu'autant qu'il y a impossibilité à fabriquer des appareils exclusivement à succion tenant parfaitement en

place. Le beau succès que M. Stevens a obtenu chez le major de spahis dont nous avons parlé et qui lui a valu de si hautes distinctions, devrait rendre les·fabricants d'appareils moins enclins à se servir de crochets et de ressort. Il en est pour les obturateurs comme pour les dentiers: le grand progrès consiste à avoir des appareils aussi simples que possible.

5° Restent les appareils à plaque, et l'on peut dire sans hésitation que c'est *parmi eux seuls* qu'on doit aujourd'hui *faire choix d'appareils*, non seulement pour les *simples divisions* du voile du palais, mais encore pour celles qui intéressent à la fois *le voile et la voûte du palais.*

Depuis les travaux de M. Préterre, les appareils à plaque pouvaient être rangés en deux grandes sections :

Les uns prenaient surtout leurs points d'appui sur les molaires, soit au moyen de crochets, soit au moyen d'échancrures faites dans la plaque avec un autre point d'appui pris en avant ;

Les autres, respectant scrupuleusement les dents, s'appuyaient à la fois sur les bords de la fissure, les parties postérieures de la voûte palatine et la partie antérieure de la mâchoire supérieure.

On reprochait avec juste raison aux appareils à plaque s'appuyant sur les molaires d'irriter la bouche ; car les crochets outre qu'ils déviaient les dents, avaient encore l'inconvénient d'enflammer par leur contact le bord gingival de la muqueuse buccale : en théorie, ils ne devaient jamais atteindre cette muqueuse, mais en réalité ils l'atteignaient presque toujours. M. Préterre avait donc bien fait de ne plus prendre le moindre point d'appui sur les dents ; on peut même dire que, chez les *enfants*, dont les *dents ont besoin d'être soigneusement ménagées,* les appareils de cette dernière catégorie doivent être *appliqués à l'exclusion de tous les autres.*

Mais chez les *adultes,* la question est loin d'être aussi facile à trancher. Pour les *simples divisions du voile du palais,* il ne semble pas en effet, que les appareils de M. Préterre aient donné des résultats absolument satisfaisants. Pour le prouver, citons les paroles suivantes de M. Duplay, qui apprécie la chose en termes généraux (Pathologie externe, tome IV, page 852).

« Les obturateurs appliqués aux *perforations simples* du voile du palais sont de médiocre utilité, et les inconvénients qu'ils présentent ne sont pas compensés suffisamment par les avantages résultant dans leur emploi. Il n'en est pas de même dans les cas de perforation complexe affectant à la fois les portions osseuse et membraneuse de la voûte palatine. Dans ces cas, en ajoutant aux obturateurs du palais une sorte de voile élastique en caoutchouc ou en vulcanite, destiné à remplacer la partie membraneuse, on peut corriger en partie les trou-fonctionnels, résultant de cette grave infirmité.»

Comme M. Duplay a écrit ces lignes plusieurs années après que M. Préterre eut fait connaître ses appareils, il est clair que les paroles de cet auteur s'appliquaient à ceux-ci aussi bien qu'à tous les autres.

Nous ne sommes nullement étonné que M. le professeur Duplay *ne fût pas satisfait* au moment où il écrivait son ouvrage, des appareils fabriqués jusqu'alors pour les *simples divisions du voile du palais.* Tous, en effet, avaient quelque chose de trop massif : prenant à la fois leurs points d'appui en plusieurs endroits différents, les uns sur les molaires et la partie postérieure de la voûte palatine, les autres sur les bords de la fissure, la partie postérieure de la voûte palatine et la partie antérieure de la mâchoire supérieure, ils étaient forcément de grandes dimensions et couvraient le plus souvent une très grande partie du plafond buccal et cela pour une division qui était parfois de peu d'étendue.

De là, résultait une suppression presque complète de ce qui pouvait rester du sens du goût, par suite de de l'obstacle mécanique apporté à l'accomplissement de ce phénomène sensoriel. De plus, la grande étendue de l'appareil produisait nécessairement un instrument lourd s'opposant essentiellement au jeu de la parole : celui-ci demande en effet des mouvements si multiples et si prompts qu'il ne *pourra s'effectuer* qu'autant que le malade aura dans la bouche un appareil prothétique *assez léger* pour ne *pas être senti*. Sous ce rapport, l'appareil de M. Bing nous semble avoir un avantage incontestable sur tous ceux qui l'ont précédé.

Grâce à son point d'appui *absolument fixe* sur les molaires et *non vacillant* comme celui des crochets, l'appareil de M. Bing se passe de tout autre point d'appui : de là, ses petites dimensions et par conséquent son extrême légèreté. Or, c'est à cette *légèreté*, qu'il doit ses propriétés si remarquables au point de vue de la phonation. Qu'il nous soit permis de faire ici une réflexion :

L'appareil de M. Bing, rigide dans la plus grande partie de son étendue, est *totalement fixe* ; la flexibilité de ses bords dans le deuxième modèle ne constitue pas en effet ce que l'on entend pour un voile mobile : cette condition, disons-le, a *semblé indispensable jusqu'ici*, pour le rétablissement de la phonation, à la plupart des constructeurs et des chirurgiens et néanmoins l'instrument du dentiste américain modifie la *voix* d'une façon *si favorable* que, sous ce rapport, aucun autre appareil prothétique ne l'égale probablement. Que conclure de là ?

Sinon que pour la confection des obturateurs destinés à remédier aux divisions du voile du palais, ce qui importe le plus au point de vue du rétablissement de la netteté phonétique, ce n'est pas tant la mobilité que la légèreté de ces instruments.

Et cela se conçoit du reste, car avec un appareil très léger, les mouvements nécessaires pour la parole pourront se faire absolument comme si le voile était mobile.

L'appareil de M. Bing est non seulement des plus favorables à la parole, il a encore le mérite de *ne pas irriter les gencives*, puisqu'il n'a avec elles que des points de contact très minimes et surtout très stables. De plus, comme ses dimensions sont très restreintes et presque exclusivement bornées à celles de la partie vide, qu'il s'agit d'obturer, il laisse le reste du plafond buccal, si nécessaire au fonctionnement intégral du phénomène de la gustation, entièrement libre de ressentir l'influence excitante des aliments et des boissons. C'est là un point sur lequel M. Trélat attirait l'attention pour justifier l'intervention chirurgicale : la même raison plaide en faveur de l'appareil de M. Bing, toutefois dans des limites plus étroites.

Il est cependant un *reproche* qu'on peut faire à celui-ci c'est qu'on *ne peut l'employer chez les enfants,* car leurs dents, comme nous l'avons déjà dit, doivent être scrupuleusement respectées. A part cette lacune, il est des plus recommandables. Selon toute probabilité, cet obturateur serait aussi *applicable* dans les cas qui *intéressent à la fois la voûte et le voile du palais.* Il suffirait alors de renfler légèrement la plaque de caoutchouc, au niveau

de la fissure osseuse et d'augmenter le nombre des tiges
de platine, en ayant soin de les recouvrir d'un vernis
lisse et autant que possible inattaquable par les liquides
tant buccaux qu'alimentaires, de crainte que par les
frottements répétés, les bords de la langue ne vinssent à
s'enflammer et à s'ulcérer.

Nous avons fini la tâche que nous avions entreprise.
Ayant abordé un sujet bien dédaigné, puisqu'il n'a jamais
été traité qu'incidemment et très brièvement dans quelques thèses assez récentes, soumises à cette Faculté (1),
nous éprouverons une grande satisfaction si l'on peut
reconnaître un jour que nous avons contribué pour une
part quelque faible qu'elle soit, à vulgariser parmi
les membres du corps médical les connaissances qui
leur sont nécessaires relativement à la prothèse palatine.

Il est d'une très grande importance en effet, que le
médecin et son client ne soient pas à la merci des fabricants d'appareils. Mieux vaut à tous les points de vue
qu'il revienne à ces derniers un rôle absolument secon-
daire. Ils ne doivent que remplir les indications et les
instructions qui leur sont fournies par le médecin; de
cette façon chacun reste dans son élément.

Mais pour cela faire, il est nécessaire que le praticien
soit à même d'apprécier dans chaque cas ce qui convient
le mieux à son client en fait d'appareils, notre travail a
été conçu dans ce but. Aussi espérons-nous qu'à l'avenir,
les constructeurs qui pour la plupart sont trop tentés de
l'oublier, arriveront à convenir que là encore est vraie
l'ancienne maxime :

« *Ne sutor ultrà crepidam (judicet) !* »

(1) Rouge, 1871. — Bedel, 1872. — Chrétien, 1873.

TABLE DES MATIÈRES

PREMIÈRE PARTIE

Indications de la prothèse palatine.

DEUXIÈME PARTIE

Historique et description des divers obturateurs.

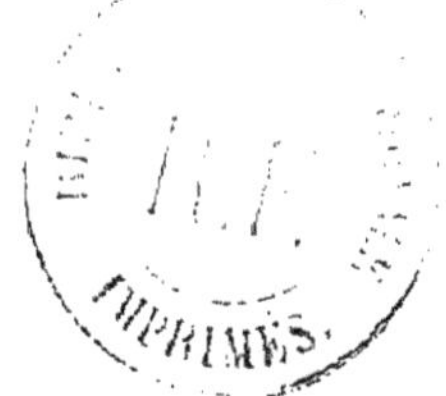

Paris. — Typ. A. PARENT, A, DAVY succ^r, imp. de la Faculté de médecine, 52, rue Madame et rue Monsieur-le-Prince, 14.

9 782019 976781